こころを癒すノート

伊藤正哉
樫村正美
堀越 勝

トラウマの
認知処理療法自習帳

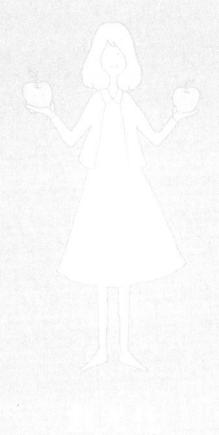

はじめに

わたしたちは日常生活の中で色々なことに傷つきます。時にはそれを受け流したり、そこから学んだりして生きています。しかし、自分のがんばりでは対処できないくらい、こころに傷を負ってしまうことがあります。

本書で紹介する認知処理療法 (Cognitive Processing Therapy : CPT) は、心的外傷後ストレス障害からの回復のための方法として、いまもっとも有力とされている精神療法の一つです。

人生に大きな影響を与えるような災害、犯罪被害、セクハラ、パワハラ、いじめなどにあったとき、それまでの世界観ががらっと変わってしまいます。この世はもはや安全なところだとは思えません。人を信頼することもできません。自分なんて、価値のない人間だと思うかもしれません。こうした、トラウマを受けたあとに見られる「認知」に働きかけて、もう一度、以前のようにこの世界の中で生きていけるようにする治療法が、認知処理療法です。

本書の**Part1**では、認知処理療法の考え方をひとつずつ説明します。こころは、感情・認知・行動という3つに分けられます。トラウマによってこころの傷が感情的に残ってしまう仕組みと、認知や行動がそのつらさを長引かせてし

まう仕組みを学びます。大切なキーワードは「スタックポイント」です。スタックポイントとは、トラウマを思い出したり考えたりするときに、あなたの思考がストップして、それ以上考えられなくなるポイントです。スタックポイントを見つけて、しっかり考え直して処理することができれば、トラウマからの悪影響を和らげることができます。

Part2では、トラウマの回復に向けて実際に練習をしていきます。全体を7つのレッスンに分けて、それぞれを「モジュール」と呼んでいます。
最初に、トラウマについて知り（モジュール1）、自分にふりかかったトラウマの意味を考えます（モジュール2）。次に、トラウマに関係する考えや気持ちのつながりを見つける練習を始めます（モジュール3）。トラウマの出来事を筆記して声に出して、はっきりと思い出すことで気持ちを整理し、スタックポイントを見つけます（モジュール4）。見つけたスタックポイントをじっくりと考え直し、新しい考え方を生み出す練習をします（モジュール5）。
そして、それまで学んだ考え直しの方法を使って、5つの人生のテーマを見つめ直します（モジュール6）。ここでは、トラウマによって自分の人生観や世界観がどのように変化したのかを理解し、バランスのとれた考えがもてるように練習します（モジュール6）。最後に、大切な人を失った人のための、悲嘆への取り組みについて説明します（モジュール7）。

モジュールは順番通りに取り組むことが最も役に立ちます。しかし、人によって問題は違いますし、取り組み方も違い

ます。自分に合った方法や進め方を工夫して、この本を利用してください。

ひとつ注意があります。本書は自習を通してトラウマからの回復を試みます。自習や練習には、時間がかかります。通常の認知処理療法では、12週間をかけて精神療法を実施します。そのため、時間を掛けて、少しずつ確実に取り組むことがポイントです。一気に読んだり取り組んだりすると、疲れすぎてしまうでしょう。そうしたときは、まずひと休みして、自分に合ったペースをみつけるようにしましょう。

本書は大野裕・著『こころが晴れるノート――うつと不安の認知療法自習帳』の姉妹編として執筆されました。認知処理療法の土台となっているのは、『こころが晴れるノート』で紹介されている認知療法です。さらに理解を深めたい方は、こちらの本をおすすめします。

大野　裕 先生からの言葉

トラウマ治療に効果的な認知処理療法（CPT）がこのようにわかりやすい形で紹介されたのは素晴らしいことです。本書が、災害や事故をきっかけにトラウマを負って苦しんでいる人にはもちろんのこと、日常の生活の中でこころが傷ついた人にとっても大きな助けになることは、間違いありません。

精神科医、国立精神・神経医療研究センター　認知行動療法センター　所長
日本認知療法学会理事長、日本ストレス学会副理事長

《認知処理療法》の開発者
パトリシア・レイシック先生からの言葉

認知処理療法は、25年前に心的外傷後ストレス障害の治療のために開発されました。この本は、認知処理療法の原則に基づいています。この療法はさまざまなトラウマに対して成功を収め、しっかりと科学的に検証されてきました。その原則はシンプルです。

出来事による自然な感情を避けると、トラウマから回復できなくなってしまいます。また、出来事のさなかでの自分の役割（自分がしたこと、しなかったこと）について誤って結論づけてしまうと、やはり回復できなくなり、罪悪感、恥、怒りといった感情が生み出されてしまいます。

出来事の意味についても、誤って結論づけてしまうことがあります。そうすると、実際以上に世界が危険だと思ったり、自分やほかの人を信頼できなくなったり、自分は無力だと思ったり、どんなこともコントロールしなければいけないと考えるようになります。また、自分自身やほかの人との接し方にも影響が出ます。

こうしてふくれ上がった考え（信念）は、感情にも行動にも影響を与えます。認知処理療法では、どんな言葉を頭のなかでつぶやき、それが自分をどんな気持ちにさせているのかを見直す方法を学びます。そして、事実にもとづいたバランスのとれた考えをとる方法を学びます。そうすることで、つらい感情を和らげ、嫌なことを思い出させる物事を避けなくても大丈夫にしていきます。

Patricia A. Resick, PhD, ABPP
国立PTSDセンター　VA ボストン健康ケアシステム　女性の健康科学部門長、
ボストン大学、認知行動心理学理事

CONTENTS

はじめに　1

PART1 認知処理療法を理解しよう　7

　こころの傷がつづくとき ………………………………………… 8
　自分の中で傷つきがくり返される ……………………………… 8
　こころは3つからできている …………………………………… 10
　感情のアラームに気づく ………………………………………… 11
　トラウマの自動思考とは？ ……………………………………… 13
　回避がトラウマ症状を長引かせる ……………………………… 14
　気持ちと考えをみなおそう ……………………………………… 14

PART2 こころの傷を癒す　21

モジュール 1　トラウマの症状を知ろう　24

　　PTSDの症状に気づく ………………………………………… 24
　　どうして症状があらわれるの？ ……………………………… 26
　　認知処理療法の目標 …………………………………………… 32

モジュール 2　出来事の意味を考えよう　34

　　▶ステップ1　出来事の意味を書く …………………………… 35
　　▶ステップ2　声に出して読む ………………………………… 40
　　▶ステップ3　体験をふり返る ………………………………… 41
　　▶ステップ4　ご褒美を与える ………………………………… 44

モジュール 3 考えのパターンを知ろう　46

　▶ステップ1　ABCシートを書く …………………… 48
　▶ステップ2　パターンやスタックポイントを見つけ出す　52

モジュール 4 体験を思い出そう　56

　▶ステップ1　体験を細かく書く …………………… 57
　▶ステップ2　声に出して読む ……………………… 61
　▶ステップ3　体験をふり返る ……………………… 62
　▶ステップ4　もう一度ふり返る …………………… 65

モジュール 5 バランスのとれた考え方をしよう　70

　▶ステップ1　自分を責める考えを見つめる ……… 70
　▶ステップ2　考え直しシートに取り組む ………… 75
　▶ステップ3　考えの落とし穴を見つける ………… 76

モジュール 6 人生のテーマを見直す　90

　▶ステップ1　トラウマの影響を受けやすい
　　　　　　　人生のテーマを知る ……………… 90
　▶ステップ2　考え直しシート総合版に取り組む … 102

モジュール 7 大切な人を失ったとき　108

　悲嘆を知る ………………………………………………… 108
　故人を大切にして悲しみを癒すために ………………… 111

おわりに　115

PART 1

認知処理療法を理解しよう

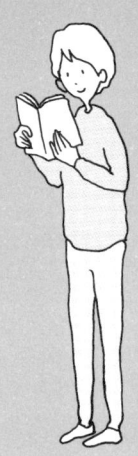

こころの傷がつづくとき

人生では、時に自分の力では対処できないようなとても大きな出来事を体験することがあります。自然災害、交通事故、愛する人の死、心ない人からの暴力や犯罪の被害に遭ってしまうこともあります。

こころは傷つきます。その恐ろしい体験に対処しようとして、心も体も総動員で反応が起こります。恐ろしい出来事や、それによって受けた心や体の反応（傷）を、トラウマと言います。

出来事の衝撃が大きいときには、ほとんど誰にでもトラウマの反応が起こります。その内の一部の人は、一ヶ月経った後も、トラウマの症状に苦しめられると言われています。

自分の中で傷つきがくり返される

自分の中で何度も再体験する

トラウマの症状のひとつに、**再体験症状**があります。これは、トラウマを受けた当時の瞬間を、ありありと思い出すことです。

まるで被害を受けたその場所その時間に戻ったかのような体験をします。そのときの嫌な感覚がよみがえります。痛み、におい、音、光景が、まさに今起こっているかのように思い出されるのです。

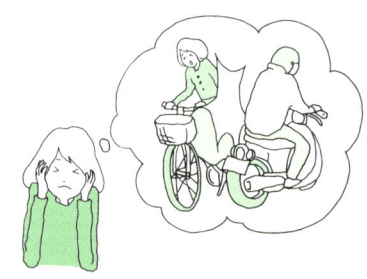

こころもからだも緊張し落ち着かない

再体験症状が続いていると、こころもからだも自分がまだ危険な状況に置かれているかのように反応します。この症状を**過覚醒**と言います。

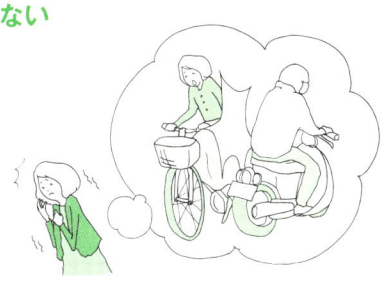

常に警戒して緊張していなければ自分の安全は守られないと、からだもこころもずっと張りつめて興奮しています。いつでも緊張状態を保ち、神経が過敏になっているので、小さな物音に対してもびくっと驚きます。いつもエネルギーを消耗しているので、心身ともに疲れきってしまいます。

安全なものまで避けるようになる

トラウマが自然になおっていく場合には、再体験が起こったときに、「あ、自分はもう安全なんだ」と少しずつ気づいていきます。

トラウマが続いたり悪化する場合には、逆にいまの世界がますます恐ろしくなります。

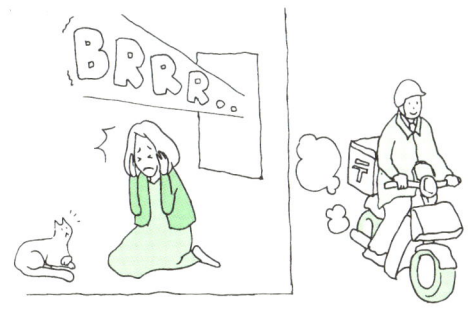

再体験症状はとてもつらくて苦しい症状です。そのため、トラウマをできるだけ思い出さないように**回避**します。

公衆トイレで暴行被害に遭った人は、公衆トイレに行けなくなります。誰にも会わないようにすることもあるでしょう。

「世の中は危険に違いない。人と会ったらまたなにが起こるかわからない。安全でいるために、細心の注意をしていなければならない」こうした考えを持つようになっていきます。

こころは3つからできている

人のこころは、3つの側面から捉えると簡単です。
認知：物事に対する考え
感情（気分）：体に感じられる気持ち
行動：何かをする・しないこと

例えば、先ほどの人の心の状態はこのようになるでしょう。
認知：世の中は危険だ
感情：不安、恐怖、焦り
行動：人と会うのを避ける

認知と感情と行動は、それぞれ密接につながっていて、互いに影響を与え合っています。

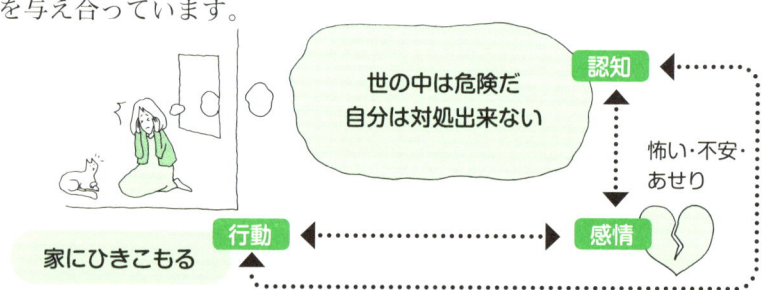

この人の場合は、実際に被害を受けたのだから「世の中は危険だ」と思うのは自然の反応でしょう。世の中は危険だと思い込んでいれば、怖い気持ちは続くでしょうし、人とも会いたくなくなります。

一方で、人と会わないでいると、本当は安全で助けてくれる人さえも、危険な存在だと考えるようになってしまうかもしれません。

認知処理療法では、こころの3つの側面のどれも大切に扱います。まずは感情をみていきましょう。

感情：感情のアラームに気づく

多くの人は強い感情が苦手です。感情が不快なものだからです。感情的になるのは、人として成熟していないと考える人もいます。

しかし、人は感情があるからこそ人間らしくもあります。笑ったり怒ったり、悲しんだりしなければ、ロボットのように冷たく見えるかもしれません。

それに、感情があるからこそ、人は厳しく危険な生物界を生き抜いてきました。感情は**何が起こっているかを教えてくれるアラーム**です。火災報知器のようなものです。

恐怖は、外側に危険があり、危ない状況におかれていることを教えてくれます。恐怖があるから、そこから逃げたり、じっと固まって自分を守ったり、問題に対処することができます。

不安は、自分の内側で想像したり、思い出したり、未来のことを考えたときに「このさき危険なことがあるかもしれない」と教えてくれます。不安になるからこそ、予防策を考えたり、行動にうつすことができます。

怒りは、自分の大事なものに危害が加えられそうなことを教えてくれます。怒りがあるからこそ、自分の大事なものを守ったり、敵を遠ざけることができます。

悲しみは、自分の大切にしていた人やものを失ってしまったことを教えてくれます。悲しみがあるからこそ、人はものを大切にし、他者を手助けすることができます。

トラウマを受ける直前や直後には、様々な感情が起こっています。その中心は**恐怖**です。**もはや安全になったにも関わらず恐怖と不安が続いている状態**が、トラウマ症状の本質です。

感情はアラームです。なので、火事が治まって安全が確認されれば、アラームも鳴り止むはずです。
問題は、安全確認ができなくなっていることから起こっています。安全確認をできなくしているのは、こころのもう２つの要素、認知と行動に原因があります。

認知 ：トラウマの自動思考とは？

人はどういうときに"考える"のでしょうか？
テストの問題を解いているとき、明日の予定を考えているとき、相手の気持ちを想像しているときなど、考えると言っても色々です。

人はまた、ほとんど無意識に考えていることもあります。町を歩いていて、八百屋さんで美味しそうなジャガイモを見つけたとします。その瞬間、ほとんど無意識に「今日の晩ご飯はカレーが良いかな？」と考えたりします。

あえて意識しなくても『考え』は自然に起こります。こうした考えを、**自動思考**と言います。**ぱっと浮かんでくる考え**のことです。

トラウマの自動思考は、トラウマを思い出させるきっかけに触れたときにぱっと出てきます。

例えば、電車に乗っていて男の人が近くに立っているだけで、「あぶない！」、「またひどいめに遭うに違いない！」という自動思考が出てくることもあります。

本当はそうでないことも、全て自動思考が定めたルールにしたがって世の中が見えてしまいます。自動思考に邪魔されて、感情の安全確認ができなくなってしまいます。その結果、いつまでも感情のアラームが鳴り続けてしまうのです。

行動 ：回避がトラウマ症状を長引かせる

トラウマ症状を長引かせる一番の行動は、**回避**と呼ばれています。

公衆トイレを避けている人の例は、まさに回避の一例です。一度危険な目にあったのですから、もう二度と同じ目に遭わないように避けることは賢い反応です。

しかし、回避には落し穴もあります。人は想像力が豊かなために、ひとつ危険なことがあれば、他のことも危険だと考えるようになります。

海で溺れそうになった人は、海が嫌いになるだけでなく、プールやお風呂までも怖くなってしまうことがあります。

このように、実際には安全な人や場所、物事までも回避してしまうために、なにが安全でなにが危険なのかの区別がつかなくなってしまいます。結果的に、すべてが危険に思えて、安全確認をする前に、回避の行動をする習慣がついてしまいます。

気持ちと考えをみなおそう

自動思考（認知）と回避（行動）が安全確認をできなくさせて、感情の火災報知器（アラーム）が鳴り続けてしまいます。
それでは、どのようにしたら、この火災報知器を止めることができるでしょうか？

感情をしっかり感じる

まず大切なことは、感情をしっかりと感じることです。感情は不思議なもので、目を背けて見ないようにすればするほど、「危険です！危険です！」とますますアラーム音が強くなります。

そうではなくて、一定以上の時間、しっかりと感情を聞いてあげると、アラームの音は小さくなっていきます。大事なのは、自分が何を感じているのか、立ち止まって、しばし感じてみることです。

認知処理療法では、しっかりと感情に触れながら、起こった出来事をふり返ります。そのために、起こった出来事を詳細に、ありありと筆記し、書いたものを声に出して読み上げます。

ではなぜ書くのでしょうか？　2つのポイントがあります。

①自分のペースを大事にできる

日記と同じように、書くことは自分のペースでできます。**自分の感情に気づきながら、出来事をしっかりとふり返るためには最適の方法です。**また、紙に書き出すことで、客観的な物の見方ができるようになり、考えを整理できます。

②自分の変化を見ることができる

何度も書くことで、書かれた内容を見るだけで自分の変化に気づけます。始めは書くのが大変で、時に手が止まるかもしれません。繰り返すことで、書くことや読むことの難しさ、苦しさは確実に減っていきます。

書き方の要領は日記と一緒です。ただし、できるだけ感情を込めて、

浮かんでくるイメージや感覚、空気感、雰囲気、思ったこと、考えたこと、体感などをよく思い出すようにします。

わき上がる感情をそのままにして、感情にさらされるままにします。このようにしてつらい感情に向き合うことを、専門的には**曝露**（ばくろ）や**エクスポージャー**と言います。

認知をじっくり見直す

認知処理療法では、トラウマから回復するために**認知**にも取り組みます。自分の自動思考をじっくりと見直すことです。

「考え方を変えれば病気も治る」というのはとても簡単そうですね。しかし、実際には、考え方を変えるのは難しいことです。そのため、本書ではじっくりと自分の考えを見直すために、さまざまなワークシートを使って練習を重ねていきます。

認知のスタックポイントに注目

自動思考や回避は、人によって色々です。認知を変えると言っても、どの認知を変えたらいいのでしょうか？

スタックポイントとは、トラウマを思い出して考えを整理し直すときに、行き詰まってしまうところのことです。スタックは、「詰まる」、「ぬかるみにはまる」、「つっかえる」、「ひっかかる」、「とどこおる」といった意味です。

色々な自動思考は、この奥底にある信念（スタックポイント）によ

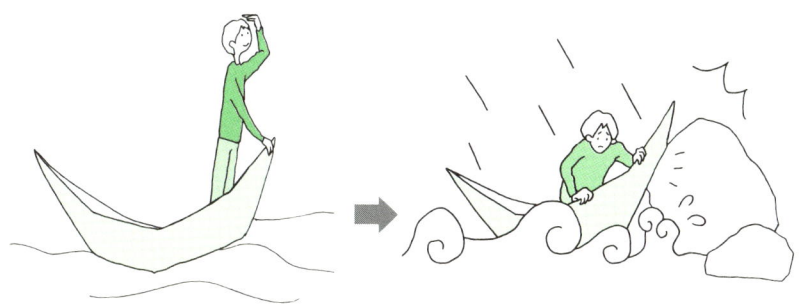

って生まれてきます。例えば、「自分が悪かった」と奥底でずっと思ってスタックポイントになっている人は、「やっぱり、不注意だった」、「もっとよく考えて行動していればよかった」といった自動思考が出てきます。

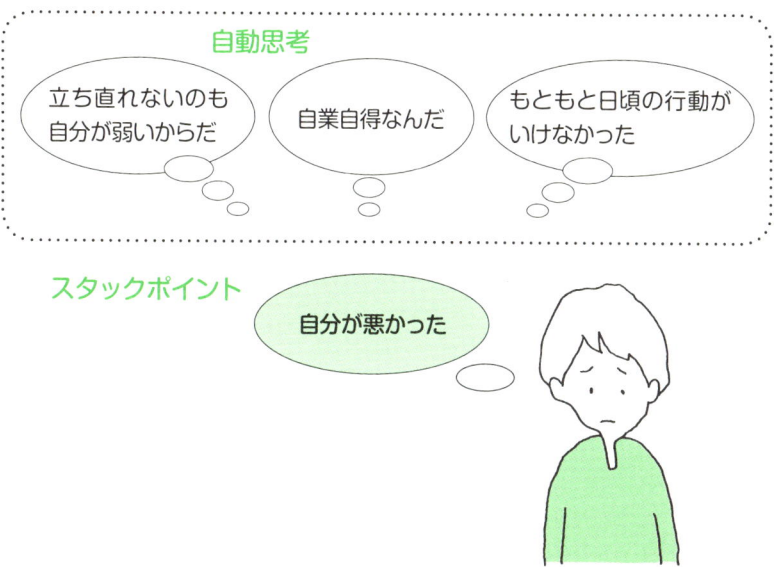

本書で練習を重ねて、起こった出来事を感情面からしっかりと理解し、スタックポイントを見つけ出して考え方を見直していきましょう。

5つの人生のテーマを考えてみる

トラウマを受けた人に共通してみられる認知の変化があります。

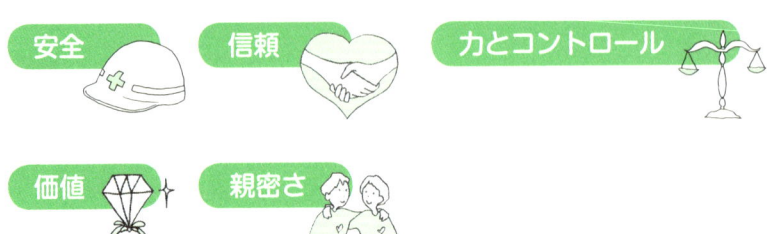

> 本書では、5つのテーマの学習表を使って、モジュール6で取り組んでいきます。

大切な人との死別について

大規模な災害や交通事故など、複数の人が巻き込まれたトラウマの場合には、自分の愛する人や親しい人が亡くなったり、行方不明となってしまうことがあります。大切な人を亡くしたときに起こる心身の反応があります。この反応は**悲嘆**と呼ばれます。

悲嘆もまたとても強烈で苦しい感情です。この心理についても認知処理療法が役に立ちます。本書では、最後のモジュール7でこの問題に取り組みます。

認知処理療法の科学的証拠（エビデンス）

認知処理療法は、厳しい科学研究を通してその有効性が示されてきました。英国国立医療技術評価機構、米国精神医学会、国際トラウマティック・ストレス学会などで心的外傷後ストレス障害に対する治療指針が出されています。いずれにおいても、トラウマに焦点を当てた認知行動療法が最も治療効果が期待できるとして推奨されています。

その認知行動療法としては、持続エクスポージャー療法が現在最も広く研究の集積と専門家の支持が得られている治療法であると言えるでしょう。認知処理療法は、近年急速に研究知見が集積されています。

日本人に対して認知処理療法が有効かどうかについては、現在まだ科学的検証が行われている最中です。さらに、PTSDに関しては、本書のような自助的介入の有効性に関する研究が世界的にも非常に少なく、今後の科学的検討が必要です。そのため、本書はトラウマからの回復を必ず保証するものではありません。わたしたちは、認知処理療法のエッセンスを皆様にお伝えし、少しでもお役に立てていただければと考えています。

自分一人で取り組むことがいつも最善であるとは限りません。自分ではPTSD症状が手に余ると感じる場合には、精神医療や心理臨床の専門家に相談されることをお勧めします。また、読書療法という方法もあります。これは、専門家の支えとともに、自分で本を読んで取り組む方法です。海外の臨床現場では、こうした方法を広く実施しているところもあります。

PART 2

こころの傷を癒す

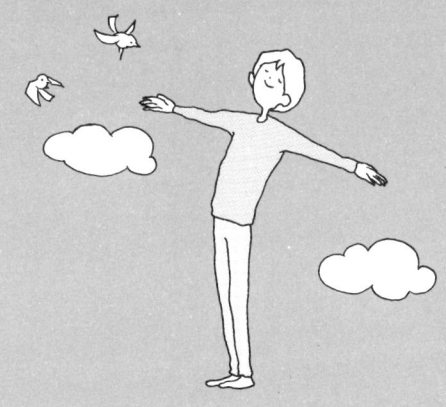

PART 2　こころの傷を癒す

モジュール 1　トラウマの症状を知ろう

まず、トラウマの症状を知って、
自分に気づくことが大切です。

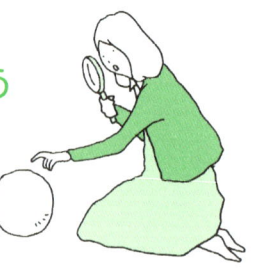

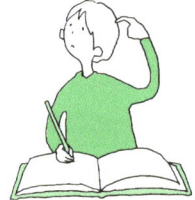
モジュール 2　出来事の意味を考えよう

トラウマが自分の人生観や世界観、
生活に与えた影響を考えましょう。

モジュール 3　考えのパターンを知ろう

トラウマを受けてから、ある種の
考えのパターンがつくられて、
そのためにつらくなっています。
考えのパターンに気づきましょう。

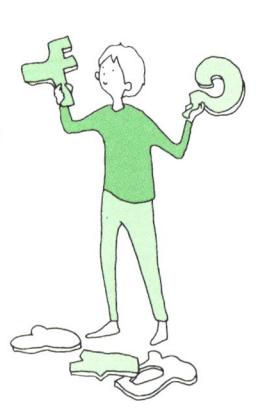

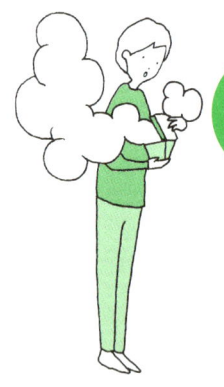
モジュール 4　体験を思い出そう

考えのパターンが見えてきたら、今度は
よりしっかりと出来事を思い出します。
感情に向き合い、
スタックポイントを見つけ出しましょう。

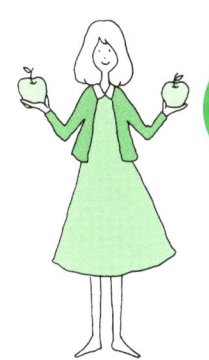

モジュール 5　バランスのとれた考え方をしよう

スタックポイントや考え方のパターンをじっくりと見なおして、バランスのとれた適応的（現実的で合理的）な考え方に変えていきましょう。

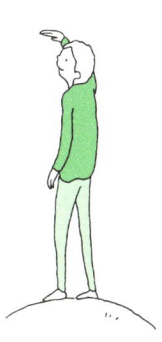

モジュール 6　人生のテーマを見直す

これまで学んだ考え直しの方法を使って、5つの人生のテーマに取り組みましょう。

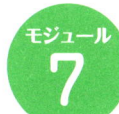

モジュール 7　大切な人を失ったとき

死別や離別に伴うこころの反応を理解し、
悲しみに向き合い、
故人を大切にする方法を知りましょう。

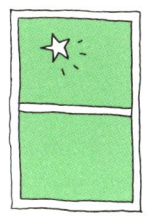
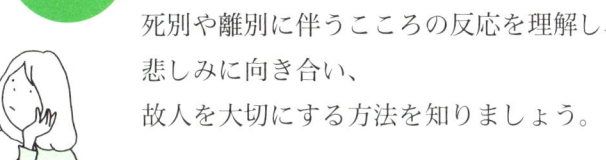

PART 2　こころの傷を癒す

# モジュール 1　トラウマの症状を知ろう

（実施日：　　年　　月　　日）

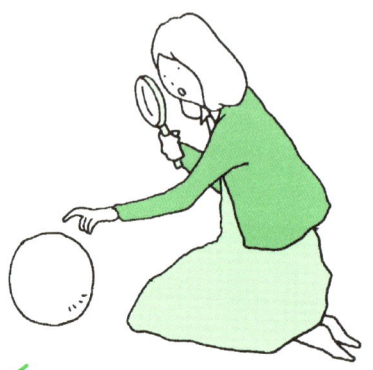

PTSDの症状に気づく

トラウマ体験後に特有の症状が一ヶ月以上続くときに、**心的外傷後ストレス障害（PTSD; Post-Traumatic Stress Disorder）**と呼ばれます。

この病気はあなたのお話をしっかりと聞いた上で医師が診断するものです。ここでは、その症状を簡単に紹介します。当てはまるものにチェックしましょう。

> **再体験症状：出来事をあたかももう一度体験する**
>
> □侵入思考：出来事に関するイメージや考えが突然思い出される
> □悪夢や恐ろしい夢
> □フラッシュバック：出来事が再び起こったかのように行動したり、体験する

回避・麻痺症状：トラウマに関係する物事を避ける

- □ トラウマについて話をしたり、思い出したりしないようにする
- □ トラウマを思い出させる活動、場所、人を避ける
- □ 出来事の一部が思い出せない
- □ 生活上の基本的なことができなくなったり、やる気がなくなったりする
- □ 他の人が遠くに感じる、孤立を感じる
- □ 感情の幅が狭まる（例：喜びや愛を感じられない）
- □ 未来が短縮した感覚（例：今後、仕事をしたり結婚することができないと感じる）

過覚醒症状：心身が興奮して落ち着かない

- □ 寝つきにくい、途中で目が覚める
- □ イライラしたり、怒りっぽくなったりする
- □ ものごとに集中できない
- □ いつも警戒している
- □ 些細なことでもひどく驚く

人によっては、余りにもこころの状態がつらいために、意識をぼーっとさせる**解離**という状態になることもあります。これは、気持ちをマヒさせることで、自分を守ろうとするこころの働きです。
解離がひどくなって意識がぼーっとしていると、よく忘れ物をしたり、ものが覚えられなかったり、自分がどこにいるのかわからず、いつの間にか電車に乗っていた、というようなことが起きます。いわゆる、"心ここにあらず"といった状態といえるかもしれません。

PART 2　こころの傷を癒す

どうして症状があらわれるの？

多くの人では、トラウマの症状が時間の経過とともになくなっていきます。しかし、一部の人では、症状が弱くなってくれません。どうしてなのでしょう？

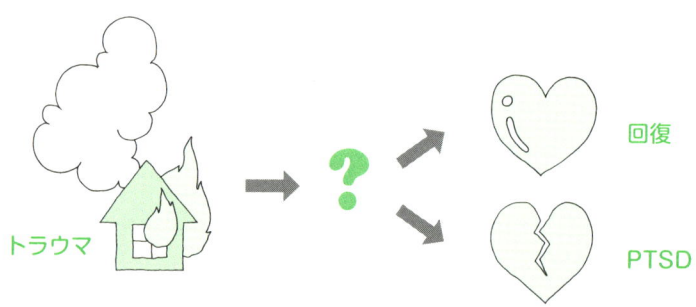

危険な事態のときの身体の反応

危険な状態におかれたときには、誰でも同じような身体反応が起こります。これを**闘争 - 逃走反応**と言います。

危険が身に迫ると、すぐに戦ったり逃げ出したりできるように、血液や酸素を手や足に行き渡らせます。そのために、心臓は一生懸命にフル稼働します。これがドキドキする理由です。血液は胃や頭から手足の筋肉に移るので、食べ物を消化したり、頭を使って考えることが鈍ります。

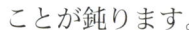

これは、まさに感情のアラームが作動して、最大音量で危険を知らせている状態です。「危険だぞ！！」というアラームに身体が反応して、闘ったり逃げたりできるようにしているのです。

凍結反応が起こることもあります。絶体絶命

の危機にあるときに、凍結したように身体を動かさないことで、危険が去ってくれるのを待つ反応です。凍結反応では、闘争－逃走反応のときの反応に加えて、身体やこころの苦痛をマヒさせる働きが起こります。そうなると、目の前の出来事がまるで映画のように、他人事のように、現実感がなくなったように感じます。

回避のやくわり
トラウマの出来事が終わった後も、こうした闘争－逃走反応が続きます。これは、誰にでも起こるトラウマの反応です。

トラウマの症状が自然に治っていく場合には、再体験が起こったときに、「あ、自分はもう安全なんだ」と少しずつ気づいていきます。

反対に、症状が悪化していくときには、出来事に関係することにちょっと触れただけでも、闘争－逃走反応が起こってしまいます。そして、実際には危険でないものにまで感情のアラームが鳴ってしまいます。

闘争－逃走反応を静めるためには、感情が誤作動をしているとわかればいいのです。そのために、何が誤作動の原因になっているのか、しっかり見極めて安全確認ができればいいのです。

ところが、トラウマの場合には感情のアラームは大音量で、それどころではありません。アラームが鳴ったら、逃げること、つまり回避するだけで精一杯です。

こうして、**感情の誤作動** ⇨ **闘争－逃走（凍結）反応** ⇨ **回避、という行動パターン**ができてしまいます。回避を続けている限り、感情の誤作動はいつまで経ってもなおることがありません。

2種類の感情と認知のやくわり

安全なときにもアラームが鳴ってしまうのが、感情の誤作動です。それに加えて、もうひとつ感情が誤作動する時があります。それは、出来事への反応として出てくる感情ではなく、出来事についてあなたが**解釈した考えに反応して出てくる感情**です。

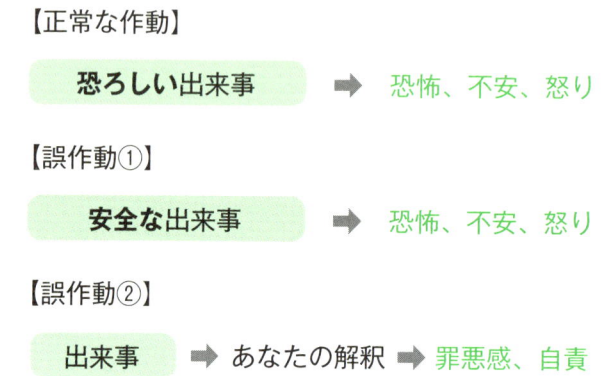

例えば、出来事のあとに「乗り越えられない自分は弱い人間だ」、「自分のせいであんなことが起こった」と、考えるとします。
これは、出来事を解釈した**認知**です。

このように考えたら、自分への怒りや、恥、罪悪感などが起こります。こうした、出来事の解釈（認知）に続く感情を、**二次感情**と言います。
二次感情は、あなたの認知が作り出す感情です。
これに対して、感情が正常に作動したり、誤作動①の場合に起こる感情は**一次感情**と言います。一次感情は、自然で普遍的な感情です。危険な目に遭ったときに、恐怖を感じるのは自然な感情です。

自分を苦しめる考えが出てくるしくみ

それでは、どうしてわざわざ自分を苦しめ、トラウマ症状を長引かせてしまう解釈を持つようになってしまうのでしょうか？
それには理由があります。

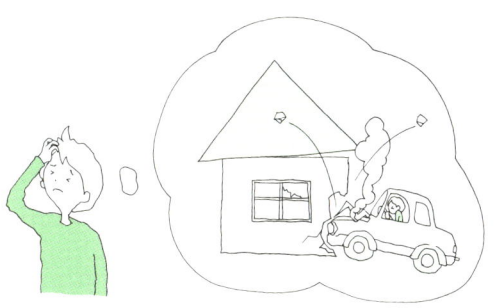

人は、子どもの頃からいつも新しい環境におかれては、それに適応することを学び、成長します。初めての幼稚園、友達とのお遊び、学校、集団のルール。そうした新しい環境に入るとき、人は2つの方法を使います。

同化：今まで学んだことを新しい環境に応用する
調節：新しい環境から学んだことを自分に取り入れる

例えば、幼稚園から小学校に入ったときには、幼稚園で学んだルールを応用します（**同化**）。友達に会ったら挨拶したり、整列したりすることを幼稚園で学んだ子は、うまく小学校にとけ込んでいけます。また、小学校に入学したら、学校特有の新しいルールを覚えて、それに従って行動する必要が出てきます（**調節**）。授業時間は席についていなければならないことは、小学校で初めて学びます。

このようにして、人は、
　①今まで学んだことを活かす（同化）
　②新しく学んだことを取り入れる（調節）
という2つの方法で物事を学び、世界に順応します。

PART 2　こころの傷を癒す

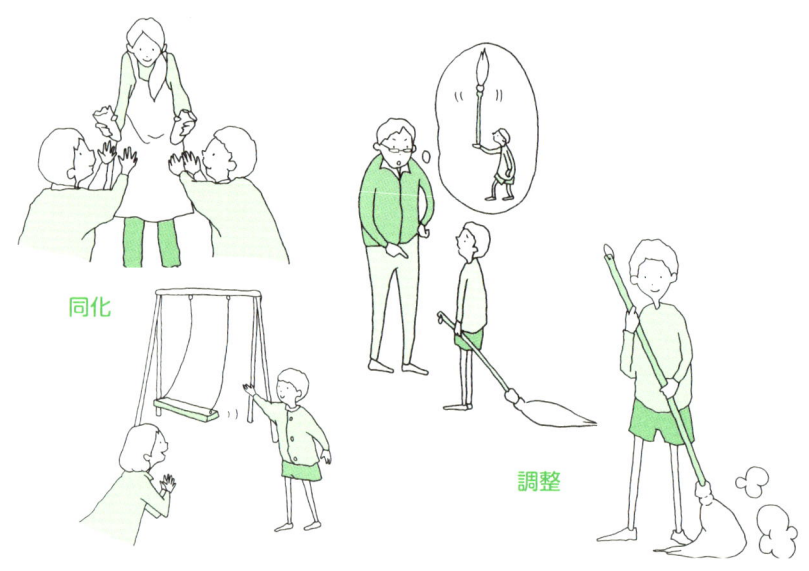

同化

調整

しかし、トラウマの場合には、こうした学び方があだとなってしまうことがあるのです。

トラウマが起こる前、あなたは世の中についてどう思っていたでしょうか？　日々、暗いニュースをテレビで見ることもあったでしょう。しかし、多くの人は「世の中は安全だ」「自分は大丈夫」と思って過ごしています。
また、「世の中は正義で守られている」「悪事が横行するはずがない」と、なんとなく思っているものです。こういう認知（思考）を、心理学では**公正世界の信念**と呼びます。

トラウマが起こったとき、この信念がくつがえされてしまいます。このとき、同化と過剰調節が起きます。
トラウマの場合には、**同化**と**過剰調節**は以下のように働きます。

モジュール ❶ トラウマの症状を知ろう

同化：今まで信じていたことを固く守って、出来事を解釈する

例 世の中は安全で自分は物事に対処できるはずの人間なのだから、ひどい目にあったのは自分がしっかりしていなかったからだ
⇨認知：自分に責任がある、もっとできたはずだ
⇨感情：自責感

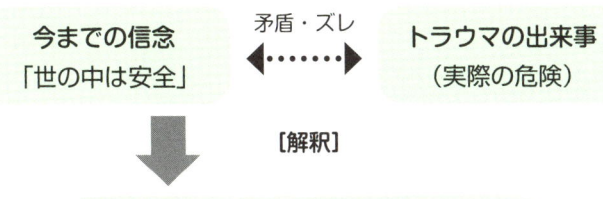

今までの信念
「世の中は安全」 ◀┈矛盾・ズレ┈▶ トラウマの出来事
（実際の危険）

［解釈］

同化
世の中は安全なのだから、
トラウマを受けたのは自分が
いけなかったのだ

過剰調節：起こった出来事に過度に合わせて、それまでの考え方全てを極端に変える

例 こんなひどい目に遭うということは、これまで思っていたことは全くの間違いで、世の中は危険だらけで自分は何も対処できない
⇨認知：世の中は危険、自分は無力
⇨感情：恐怖、無力感

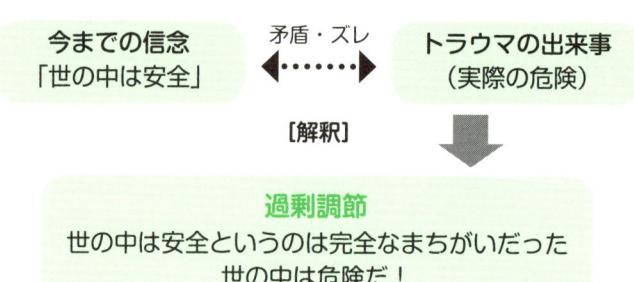

こうした同化と過剰調節のプロセスは、子どもの頃から学んできた、新しい環境への対処法を使っているだけです。けれども、トラウマという大変に深刻で衝撃的な問題が起こったとき、それがうまく働かないことがあるのです。

これが、不適応的な自動思考が生まれるしくみです。

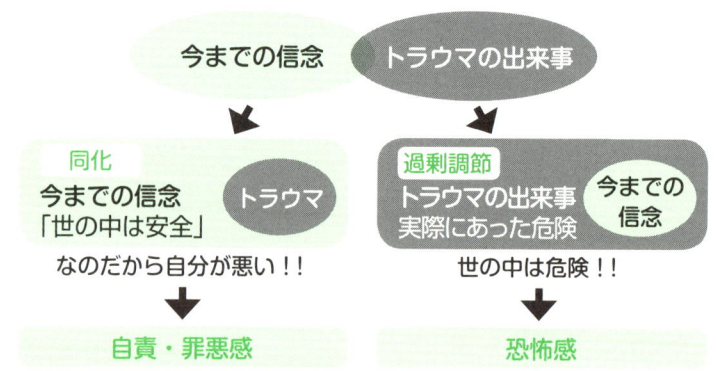

認知処理療法の目標

認知処理療法の目的は、出来事に対するあなたの思考や解釈をしっかりと把握して、それを修正することを目的としています。目標とするのは、同化でも過剰調節でもなく、**ほどよい調節**です。

> **ほどよい調節**：起こったトラウマに合わせて、今までの信念をより現実的なものに変える

例 確かに世の中が完全に安全なことはない。自分が全てに対処できるわけでもない。けれど、自分は全く無力でもないし、全ての人が信頼できないわけではない。

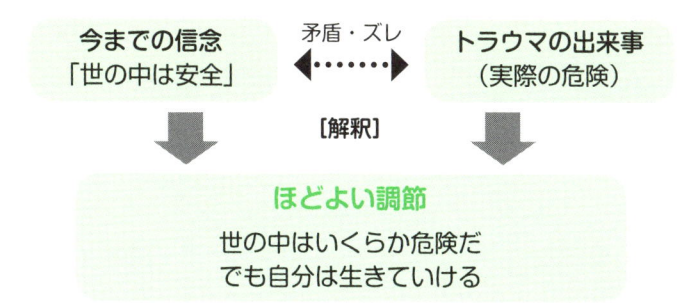

```
今までの信念          矛盾・ズレ      トラウマの出来事
「世の中は安全」      ◀┄┄┄┄▶        （実際の危険）
        ↓          ［解釈］              ↓
              ほどよい調節
           世の中はいくらか危険だ
           でも自分は生きていける
```

このように、ほどよい調節とは、以前から持っていた信念や世界観と、トラウマが起こった出来事との両方を踏まえた、よりバランスのとれた考えです。

最後に、認知処理療法の目標を確認しましょう。
- PTSDの症状が続くしくみを理解する
- 自動思考を認識し修正する
- 回避せずに出来事を見つめ直す
- 出来事に対する感情を感じる
- 出来事を現実として受け入れる
- 行き過ぎた考えではなく、受け入れることができるようなバランスのとれた考えをもつ

PART 2　こころの傷を癒す

モジュール 2　出来事の意味を考えよう

（実施日：　　年　　月　　日）

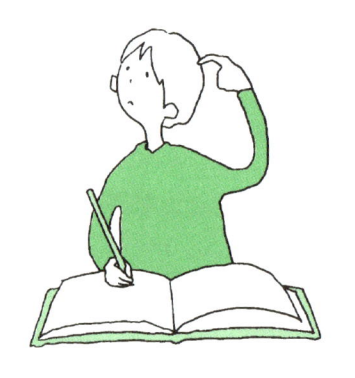

認知処理療法では、トラウマの出来事をじっくりと見つめ直すために、筆記をします。このことは、出来事を思い出さないようにしてきた人にとっては、全く正反対のことかもしれません。

あるいは、フラッシュバックや侵入思考に苦しめられてきた人は、今までもうんざりするくらいに、出来事を見つめなおしてきたと思っているかもしれません。

認知処理療法では、**じっくりと時間をかけて出来事を見直します**。一瞬、パッと思い出されるのとは違います。また、体験が恐ろしくよみがえるのを受け身的に思い出すのでもありません。あえて**自分から進んで、恐ろしい記憶に向かっていきます**。

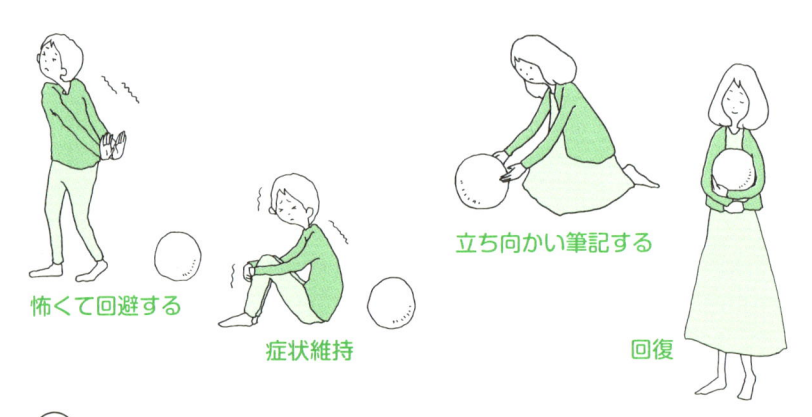

怖くて回避する

症状維持

立ち向かい筆記する

回復

先を急ぐ必要はありません。
じっくりと時間をかけて、自分の認知や感情を見つめながら書いていきましょう。

出来事を見直すステップは以下の4つです。

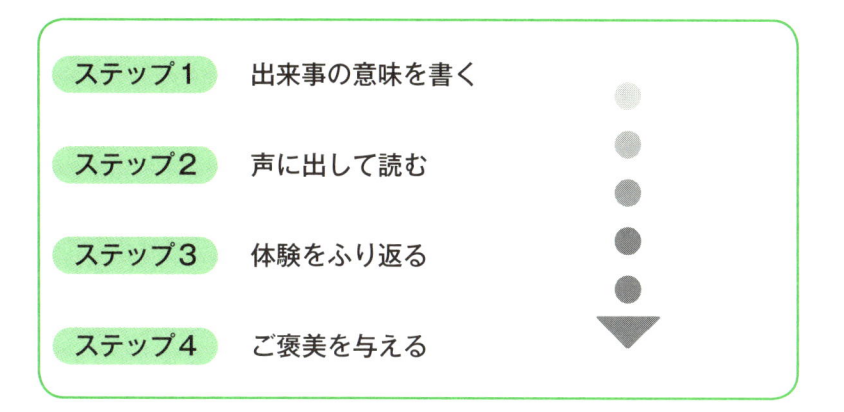

ステップ1	出来事の意味を書く
ステップ2	声に出して読む
ステップ3	体験をふり返る
ステップ4	ご褒美を与える

ステップ1　出来事の意味を書く

それでは、トラウマの出来事が自分の人生に与えた影響や、その意味について振り返って書いてみましょう。もしいくつかのトラウマがあったら、いまの自分にとって一番つらいものについて書いてください。書く内容に正解や不正解はありません。ふり返ってみて思ったことや感じたことを、何でも**素直に書く**ことが大切です。

筆記をする前に

いますぐ筆記に取りかかれますか？
今いるところは、落ち着いた安全な場所でしょうか。もしそうでなければ、静かで、ゆっくりとふり返れるところに場所を移しましょう。時間にもゆとりをもってください。もし他にやらなければならない

ことが差し迫っていたら、まずそれを片付けてしまいましょう。
手書きで書きましょう。ワープロで書いてしまうと、気持ちに集中できなかったり、文法に気を取られてしまいます。

> **チェック**
>
> □ 落ち着ける場所で書く
> □ 時間や気持ちのゆとりを持って書く
> □ 手書きで書く

出来事を筆記するときのコツ

筆記する上で大切なことがあります。以下のコツに注意してください。

- 自分についての見方、他人や世の中についての見方など、色々な考えに注意を向ける
- きれいな文章でなくてもいい。自分の素直な気持ちや考えを、ありのままに書く

> **筆記**
>
> それでは、トラウマの出来事が自分にとってどのような意味をもつのか書いてください。書く紙はどのようなものでも大丈夫ですが、Ｂ５のノートにして最低１ページは書くようにしてください。
>
> トラウマの出来事が、自分自身、他者、世の中についての考えかたにどう影響を与えているのかを考え、書いてみましょう。
>
> また、安全、信頼、力とコントロール、価値、親密さについても考えてみましょう。

モジュール ❷　出来事の意味を考えよう

書き込んでみましょう

🖉 筆記ノート

☞ つづく

☞つづき　　　　　　　　　　　　　　　　　　　　　筆記ノート

もし、出来事の意味を考えるのが難しければ、以下のヒントを参考にして、考えてみましょう。また、このモジュールの最後に、筆記の例を一部分示しています。要領がわからない場合には、先に例を読んでみるのもよいでしょう。

出来事の意味を考えるときのヒント
　　□ トラウマの出来事が起こる前に抱いていた人生観や世界観
　　　人生というのは……
　　　世の中は安全かどうかと言うと……
　　□ 出来事が与えた人生観や世界観の変化
　　□ 人間関係で変わった・変わらなかったこと
　　□ 日常生活で変わった・変わらなかったこと
　　□ どうして変わったことがあったのか。変わらなかったのはどうしてか

> **Column コラム**
>
> ## 助けを得るということ
>
> 信頼できる人や、安全や安心を感じられる人がいるなら、書いている間だけそばにいてもらうことも良い考えです。
>
> 周りの人はあなたの手助けになりたいと思っているかもしれません。目に見えるところで座ってもらっているだけなら、あなたも気軽に頼めるのではないでしょうか。
>
> 声を出して読むときに一緒にいてもらうことには気が引けるかもしれません。その場合は、違う部屋や、少し離れたところにいてもらって、必要ならいつでも助けてもらえるようにするのもいいでしょう。

ステップ2 声に出して読む

出来事の意味を書いてみて、いかがだったでしょうか。実際に文字にして書いてみることで、整理できたと感じる人もいます。言葉が見つからなくて、なかなかうまく書けないと感じる人もいます。途中で筆が止まってしまう人もいます。

こうした感想はどれも自然なものです。まずは出来事の意味をある程度書けるように取り組んでみてください。（ただし、もしうまく書けなければ、先に本書を読み進めて、あとで気持ちが向いたら書くことにチャレンジしてみるのもいいでしょう。大切なのは、自分のペースで進めることです。）

もし書けたら、次にはそれを声に出して読みます。
どうして声を出して読むのでしょうか？

それは、起こった出来事の意味を**はっきりと考えなおすためです**。トラウマの後には、どうしてもトラウマについて考えたり、思い出したりすることを回避してしまいます。
それが、トラウマの症状なのです。別の言葉で言えば、回避することで自分を守ろうとしてきたとも言えます。しかし、回避したままでは、なかなか症状から回復できません。

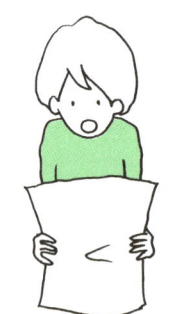

トラウマの症状である**回避**に打ちかつために、声に出して読みます。大きく声に出してはっきりと読むことで、**スタックポイント**に気づき、自分にとっての出来事の意味を深く理解し、整理できるようになります。

さあ、書いた文章を声に出して読んでみましょう。

チェック

- □ 声を出して読めた
   ➡ ステップ３へ
- □ うまく書けなかった。声を出して読めなかった。とばし読みをしてしまった
   ➡ 少しずつ時間をかけて、必要なら信頼できる人の助けもかりて取り組みましょう

ステップ３　体験をふり返る

声を出して読むことができたでしょうか。
今度は、出来事への解釈や、あなたを苦しめている考え方を見つけていきます。

出来事の意味を知る

出来事が、あなたの人生にどのような影響を与えたのかを理解することは、とても大事なことです。
筆記の中にスタックポイントが含まれていたでしょうか。**スタックポイントは、同化や過剰調節を起こしているところによく現れます。**
以下のような考えが、あなたが書いたものにも現れたでしょうか。あったものにチェックしましょう。

同化＜以前の考えを頑なに守って解釈＞

- ☐ 自分がいけなかった
- ☐ もっと慎重にすべきだった
- ☐ 自分が犠牲になればよかった
- ☐ 生きていることが申し訳ない
- ☐ その他：＿＿＿＿＿＿＿＿＿＿

過剰調節＜出来事が全てを支配する考え＞

- ☐ 世の中は危険に満ちている
- ☐ 一瞬たりとも気を緩めてはならない
- ☐ この先、生きていてもいいことはない
- ☐ 自分はけがれてしまった
- ☐ その他：＿＿＿＿＿＿＿＿＿＿

とくに重要と思われる認知、スタックポイントを書いてみましょう。

スタックポイント（例）

自分が不注意だったから、もっと、しっかりなにが起こるのか気をつけているべきだった

あなたのスタックポイント①

_____

あなたのスタックポイント②

_____

一次感情を見つける

体験をふり返る上で、感情に気づくことも非常に大切です。感情というと難しく感じるかもしれません。けれど、一次感情は4つしかありません。

- 恐怖
- 怒り
- 悲しみ
- 喜び

この4つの組み合わせで、色々な感情が生まれます。

　嫉妬 ＝ 怒り ＋ 悲しさ
　嫌悪感 ＝ 恐怖 ＋ 怒り

また、それぞれの感情は強さによって表現が変わってきます。

　イライラ ＜ 怒り ＜ 激怒

あなたが書いた文章をふり返って、4つの感情が出て来たところに、色マーカーで印をつけてみましょう。印がついた感情をチェックしましょう。

- ☐ 恐怖
- ☐ 怒り
- ☐ 悲しみ
- ☐ 喜び
- ☐ その他

ステップ4 ご褒美を与える

出来事について書くことができたら、それは回復への大切な一歩を踏み出したことになります。見直して、感情や認知を見つけられたなら、さらに大きな前進です。

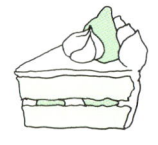

ふり返り、書くことは簡単なことではありません。
もしそれができたならば、自分で自分をほめてあげましょう。ご褒美をあげるのが一番です。

ささやかなご褒美でいいでしょう。アイスクリームを食べたり、いつもよりゆっくり時間を取ってテレビを観たり、自分が喜べるご褒美をあげてください。

ご褒美を自分に与えるところまでできたら、今日はこの本を閉じましょう。あんまりがんばりすぎると、逆にからだが疲れてしまいます。自分のペースで、休みも入れながら本書を進めてください。

以下に、それぞれ大変な体験をされたお二人の筆記の一部を紹介します。それぞれの筆記には、認知や感情、スタックポイントとなる同化と過剰調節の例があります。途中で何回か筆が止まったときは、Aさんのように「////」と印を付けておきましょう。

暴力被害にあったAさんの筆記

あの出来事があってから、私の生活は変わってしまいました（認知）。以前は楽しかったことにも打ち込めなくなってしまったし、何をするにも骨折りに感

じるようになりました。今でも、あの時のことを思い出します。思い出したくないのに、ふとした瞬間に私の頭の中に浮かんでくるんです。///布団に入ってから眠りにつくまで、本当に辛い。目を閉じるのが怖い（感情）。今、こうして書いている間にも、ペンが何度も止まります。///どうしてこうなってしまったのでしょう（認知）。用心していなかった私が悪かったの？（同化）そう自分を責める時もあります（同化）。世の中がこんなにも怖いものだとは思いもしませんでした（過剰調整・スタックポイント・安全のテーマ）。///出来事の意味で言えば、あの出来事のせいで私の生活、世界は一変してしまった（認知）。毎日泣いて過ごすしかありません…（同化・力とコントロールのテーマ）。

自然災害にあったBさんの筆記

あの時のことを思い出そうとすると手が震えだします。このノートに書くのも辛いです。///私は今まで、今の生活がこれからも続いていくんだろうと、なんとなく考えていました（安全のテーマ）。でもそんな保障はどこにもなかったんです。本当に突然にやってきたんです。///私はもっと危機意識をもって生活すべきでした（同化）。そうすれば、私はあんな目に遭わないで済んだはずだし、家族も無事だったかもしれない（同化）。どうして私だけが生きているのでしょう（同化・スタックポイント・価値のテーマ）。そのことがいつも頭に浮かんでは、離れません。私が犠牲になればよかったのでは…（同化・スタックポイント・価値のテーマ）。///外に出るのが怖いです（感情）。でも家にいても怖い（感情）。どこに行けばいいのか、どこであれば安全なのか。もう安全なところなどどこにもないのではないか（過剰調整・安全のテーマ）。人と話すのもおっくうになってしまいました。私はもう、元の生活には戻れないんじゃないかと思います（認知）。そう思うたび、絶望を感じます（感情）。私はとても無力な存在です（認知と感情・力とコントロールのテーマ）。

モジュール 3 考えのパターンを知ろう

（実施日：　　年　　月　　日）

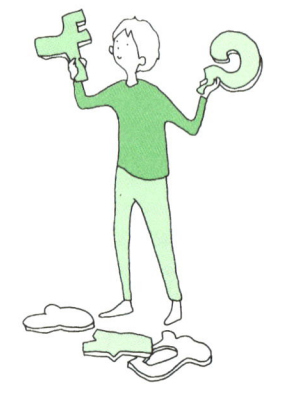

ここでひとつ、想像してみてください。

> 道を歩いていると、むこうから知り合いが歩いてきます。あなたはその人に挨拶をしたのですが、その人はそのまま歩いていってしまいました。

あなたはどんな気持ちになりますか？

恐怖、怒り、悲しみ、喜びの4つの一次感情ではどれがあてはまるでしょうか。

　あなたの感情：_____

それでは、どうしてあなたはその感情になったのでしょう？　どうしてその人がそのまま歩いて行ってしまったと考えましたか？

　あなたの解釈（認知）：_____

トラウマに苦しむAさんは、同じ質問にこう答えました。

Aさんの感情： 怒りと悲しみ。傷ついた

Aさんの解釈（認知）： わたしを嫌いに違いない。わざと無視した。

Aさんの解釈は、ますますAさんを傷つける気持ちにさせてしまいます。実際、その人が本当にAさんのことを嫌いなのかは、わかりませんね。

それでは、他の人だったらどう考えるでしょうか？ Aさんとは違う解釈を、3つ考えてみてください。

他の解釈（認知）： _____

_____

_____

他の人であれば、こう思う人もいるでしょう。

- 眼鏡をかけてなかったのかな
- 考えごとをしてて気づかなかったのかな
- 声かけられたら恥ずかしかったのかな
- 急いでいたのかな
- 人違いだったかな

このように解釈したときには、どのような感情が起こるでしょうか？ きっと、それほどには自分を苦しめることはないでしょう。

トラウマの症状は、症状だけであるのではありません。症状を長引かせる**認知**があります。

このモジュールでは、**考えが感情や行動に影響を与える**ことを理解したいと思います。

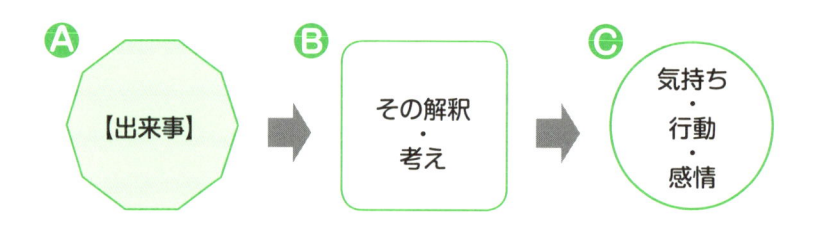

Ⓐ【出来事】 → **Ⓑ** その解釈・考え → **Ⓒ** 気持ち・行動・感情

ちょっと考えるだけでは、どのような認知が悪さをしているのか、なかなかわかりません。そこで、ABCシートを使って練習します。

> ステップ1　ABCシートを書く
>
> ステップ2　パターンやスタックポイントを見つける

ステップ1　ABCシートを書く

ABCは以下のような意味です。

Ⓐ：きっかけとなる状況（Activating Event）
　⇨考えや感情を引き起こす状況

Ⓑ：考えや信念（Belief）
　⇨その時の考え、心の中のつぶやき

Ⓒ：結果としての感情と行動（Consequence）
　⇨考えの後にわきでてきた気持ち、感情
　⇨考えの後にした行動

このシートを記入していくとき、はじめに**感情**に気づくことが多いかもしれません。例えば、「不安になった」「イライラした」と感じたなら、まずＣ欄から書いてください。

次に、どんな**状況**だったかをＡ欄に書いてください。それから、あなたが心の中でつぶやいていた**考え**をＢ欄に記入してください。

このシートは、なにか起こったら、なるべくそのすぐ直後に書いてみるようにしてください。嫌な出来事である必要はありません。よいことがあった後でも、このシートを使うことができます。

まずは、Ａさんが作ってきたABCシートを見てみましょう。

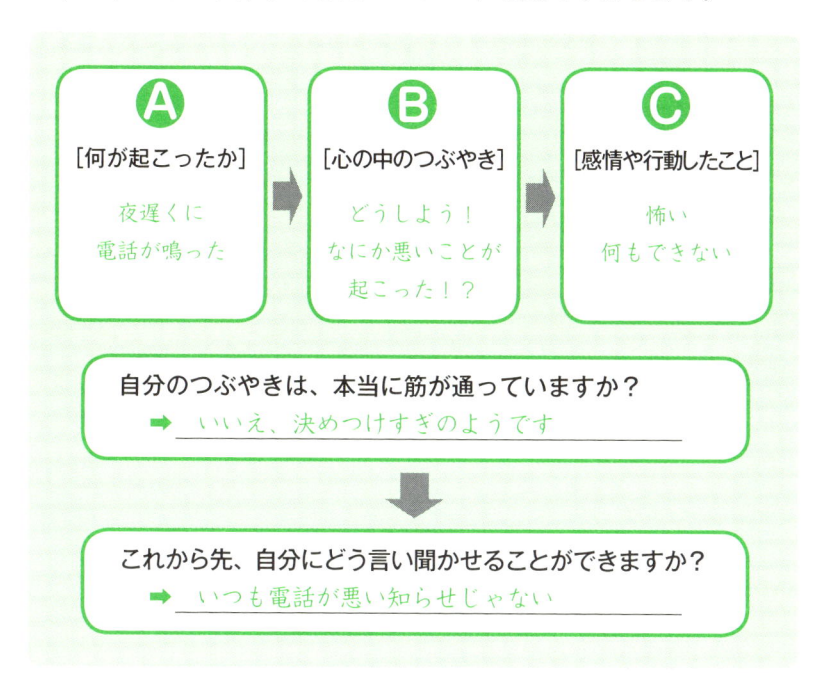

Ⓐ
[何が起こったか]
夜遅くに
電話が鳴った

Ⓑ
[心の中のつぶやき]
どうしよう！
なにか悪いことが
起こった！？

Ⓒ
[感情や行動したこと]
怖い
何もできない

自分のつぶやきは、本当に筋が通っていますか？
→ いいえ、決めつけすぎのようです

これから先、自分にどう言い聞かせることができますか？
→ いつも電話が悪い知らせじゃない

Ａさんは、昨夜、とても怖く、無力感に襲われました（Ｃ欄に「怖い」と記入）。始めは、自分がどういう考えをつぶやいていたのか気づ

きませんでした。そこで、状況を書き入れました（A欄に「電話が鳴った」と記入）。少し落ち着いて考えてみると、その時の自分の動転に気づきました。そのとき、Aさんは「どうしよう、悪い知らせに違いない！」と思ったことに気づきました。そこで、これをB欄に記入しました。

そうすると、**思考と感情のつながり**が少し整理できたようです。Aさんにとっては、「悪い知らせに違いない」という認知が、「怖い」という感情につながっていたようです。
こうした、考えと気持ちのつながりをつかむことが、とても大切です。

ABCが埋められたら、その下の欄も記入します。ここでは、Bに書いた考えが現実的なものか、自分で決めつけたものではないかを考えてみてください。筋が通っているかどうかは、**現実に照らして、他の多くの人だったら同じように考えるかどうか**を踏まえてみてください。

そして、この先の将来、同じことがあったときに、自分になんて言い聞かせることができるか考えましょう。その時のポイントは以下の通りです。

チェック

- ☐ 自分である程度納得できる
- ☐ 現実的で理にかなっていると思える
- ☐ 他の多くの人や、自分の信頼できる人でも同じように考えるだろうと思える
- ☐ **自分をそれ以上苦しめない考えになっている**

モジュール❸　考えのパターンを知ろう

シートを一度作ってみただけでは、考えと感情のパターンを見極められることはほとんどありません。このABCシートをコピーして、**一日ひとつ作るようにして、最低5つは作るように心がけてください**。そうすると、自分のパターンが少しずつ見えてきます。

それでは、ABCシートに挑戦してみましょう。
P.55にAさんとBさんのABCシートがあります。
参考にして、できるだけたくさん作ってみましょう。

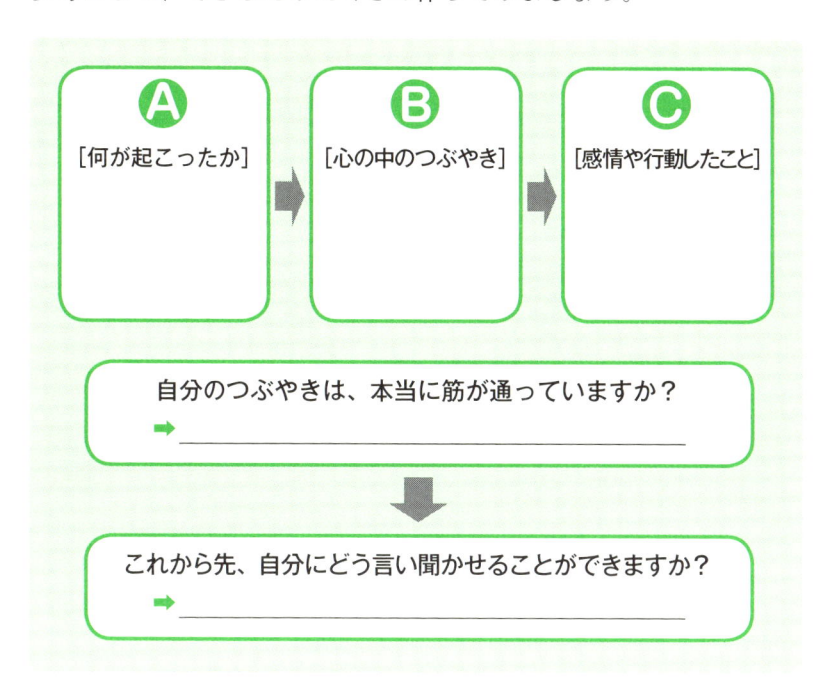

Ⓐ [何が起こったか] → **Ⓑ** [心の中のつぶやき] → **Ⓒ** [感情や行動したこと]

自分のつぶやきは、本当に筋が通っていますか？
　➡ _____

これから先、自分にどう言い聞かせることができますか？
　➡ _____

> **Column コラム**
>
> ## ノートをつくることと本を読むこと
>
> 本書では、何度も書いて自分で練習します。自分から進んで書くことで、こころの筋肉が鍛えられます。足を骨折したときのリハビリと一緒で、心を骨折したときのリハビリも簡単なものではありません。痛いこともあります。
>
> これは、受け身的に本を読んでいるだけの場合とは全く違います。本を読むだけだと、どうしても頭だけの理解になります。「理屈はわかるんだけど、心からそう思えません」という感想で終わってしまいがちです。
>
> そのため、書いたり声に出して読んだりして、練習を重ねることが役に立ちます。自分自身でトライし、練習していくことで、こころも丈夫になったり、柔軟になっていきます。
>
> 書くことは面倒くさく、疲れ、怖く、嫌なことです。手も疲れます。そんなことをする価値があるのか不安かもしれません。そういうときは、もう一度モジュール1に戻って、どうしてトラウマの症状がつづくのか、どうしてわざわざ筆記に取り組むのかについて、再確認してみましょう。

ステップ2 パターンやスタックポイントを見つけ出す

ABCシートを何枚かかけたら、認知と感情がつながっているパターンを見つけていきましょう。

また、自分に特有のスタックポイントを見つけることも大切です。

パターンを見つけ出す

考えと気持ちのパターンを見つけるために、以下の点に注目してみましょう。

☐ くりかえし起こっている感情は？
（例：自分への怒り）
➡ _____
_____

☐ いつも出てくる考えは？
（例：自分は愚かだ）
➡ _____
_____

☐ 些細な状況なのに強い感情が起こっていないか？
（例：電話が鳴る⇨絶望感）
➡ _____
_____

スタックポイントを見つける

スタックポイントは、ABCシートにも表れます。スタックポイントは、同化と過剰調節のかたちで現れることがほとんどです。あなたのABCシートには以下の思考が表れたでしょうか。

同化＜以前の考えを頑なに守って解釈＞

☐ 自分がいけなかった
☐ もっと慎重にすべきだった
☐ 自分が犠牲になればよかった

□ 生きていることが申し訳ない
□ その他：＿＿＿＿＿＿＿＿＿＿＿＿

過剰調節＜出来事が全てを支配する考え＞

□ 世の中は危険に満ちている
□ 一瞬たりとも気を緩めてはならない
□ この先、生きていてもいいことはない
□ 自分はけがれてしまった
□ その他：＿＿＿＿＿＿＿＿＿＿＿＿

とくに重要と思われる認知、スタックポイントを書いてみましょう。

あなたのスタックポイント①

＿＿＿＿＿＿＿＿＿＿＿＿＿＿＿＿＿＿

あなたのスタックポイント②

＿＿＿＿＿＿＿＿＿＿＿＿＿＿＿＿＿＿

自分のスタックポイントがみつけられたら、このモジュールの目的は達成できたと言えます。
もしABCシートを10枚以上書いても、共通するスタックポイントや、パターンがみつからなければ、ひとまず先に進んで、またあとで戻ってきて、ABCシートをやりなおしてもいいかもしれません。
最後に、AさんとBさんのABCシートを紹介します。

モジュール ❸ 考えのパターンを知ろう

AさんのABCシート

A [何が起こったか]
家のどこかで物音がした

B [心の中のつぶやき]
何か恐ろしいことが起きるんじゃないか

C [感情や行動したこと]
怖い
逃げ出したい

自分のつぶやきは、本当に筋が通っていますか？
→ 物音が何かわからない状況で、決めつけるのは早いかもしれない

これから先、自分にどう言い聞かせることができますか？
→ 物音が聞こえてもひとまず落ち着こう

BさんのABCシート

A [何が起こったか]
現地で悲惨な状況を目にしたことを思い出した

B [心の中のつぶやき]
もう少し早く来れば、助かる命もあったかもしれない

C [感情や行動したこと]
無力に感じる
自分への苛立ち
申し訳ない気持ち

自分のつぶやきは、本当に筋が通っていますか？
→ 道が混んでいてあれ以上早くには来れなかった

これから先、自分にどう言い聞かせることができますか？
→ 自分を責めるより、今できる最善のことをしよう

モジュール 4　体験を思い出そう

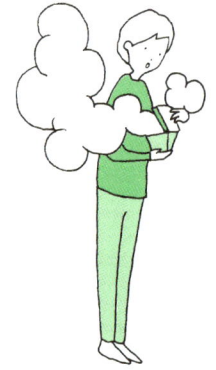

（実施日：　　　年　　月　　日）

トラウマの出来事を思い出したり、見つめなおすことはとても怖いことです。始めのうちは、とくにつらいでしょう。
思い出すのを**回避**したくなるのは自然なことです。
回避は、トラウマの症状なのです。

けれど、よく考えてみてください。
出来事を見つめなおすことは、つらい過去に戻ることではありません。逆に、**いまが安全であることを確認すること**なのです。

「いまはもう安全だ」
本を読んだり、薬を飲んだりしても、このことを心の底から理解することは難しいのです。

そのため、出来事をしっかりと見つめるために、出来事について筆記し、声に出して読み、見つめなおします。

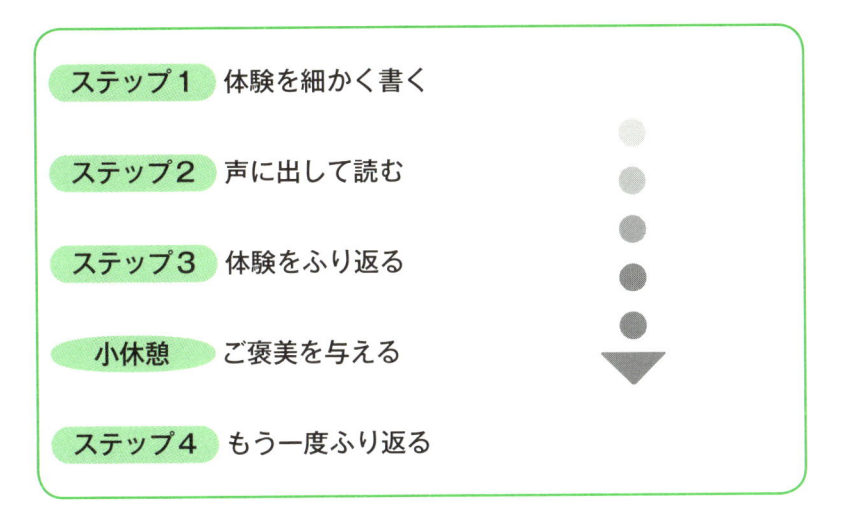

> ステップ1　体験を細かく書く
>
> ステップ2　声に出して読む
>
> ステップ3　体験をふり返る
>
> 小休憩　ご褒美を与える
>
> ステップ4　もう一度ふり返る

ステップ1　体験を細かく書く

まずは筆記する準備をします。

筆記をする準備

以下の条件は揃っていますか？
- □ 落ち着いて書ける場所
- □ 時間や気持ちにゆとりがある
- □ 手書きで書く（ペンの準備）

複数の体験があるとき

トラウマの出来事が複数ある方は、そのいくつかを書いてください。余りにたくさんあるようでしたら、最もつらいと思う体験に絞ってください。

出来事を筆記するときのコツ

体験をふり返るときには、じっくりと思い出に浸って書くことが大切です。以下の点に注意してください。

- 自分から記憶に向かっていく心構えをもつ
- 感情が出て来たら、それを抑えない
- その場で感じた感覚（光景、音、におい、何かに触ったり、触られた感覚）をそのままありありと書く
- その当時の時点で考えていたことや、書きながら浮かんできた考えを書く
- きれいな文章でなくてもいい。自分の素直な気持ちや考えを、ありのままに書く
- もし一度に書き終えなかったら、途中まで書く。その時は、どこで止めたのかがわかるように印（///）をつけておく

トラウマの出来事を書くということは、とても怖い作業です。書いている内に、当時のことをありありと思い出します。しかし、**怖い気持ちや嫌な気持ちがありありと出てくることは、上手に筆記ができている証拠**です。そうした気持ち一つひとつを見つめることが感情を処理し、トラウマを少しずつ癒すことにつながります。これを心にとどめて、トライしてみましょう。

> 🖉 筆記
>
> それでは、トラウマの体験について、当時のことをふり返って書いてください。**B5用紙にして最低2ページは書く**ようにしましょう。

モジュール ❹ 体験を思い出そう

書き込んでみましょう

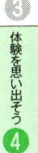

📝 筆記ノート

☞ つづく

☞ つづき　　　　　　　　　　　　　　　　筆記ノート

ステップ2 声に出して読む

次には筆記した文章を声に出して読みます。つらく苦しいトラウマの出来事を読み上げるのは、誰にとってもつらいことです。多くの人が涙を流したり、色々な感情が溢れる中で声を出して読みます。もしあなたがそうなったとしても、それは自然なことです。

感情はあなたの記憶の中にそのまま留まっています。書き出し、声に出すことで、感情が処理されて、つらい気持ちが減っていきます。それが、回復にとても大切です。

感情が出てくると、なにか大変なことが起こったり、圧倒されてしまうのではないかと思って、一生懸命に感情を抑え込もうとする人がいます。しかし、それは誤解です。

アラームの例を思い出してみましょう。感情は危険なことが起こったときに鳴るアラームです。もし、現場確認をしっかりとして、安全だとわかればアラームは鳴り止みますね。

書いたり声を出して読むことは、一見すると危険なことを繰り返す作業に思えるかもしれません。しかし、実際には、それは**安全確認の作業**なのです。火災報知器が鳴っているビルのなかに安全確認に入って行くことは怖いことです。消防士のような勇敢な気持ちが必要かもしれません。
しかし、あなたはもういまこの場が安全であることを知っています。いまは、もうトラウマが起こった過去とは違う現在の状況です。現在は安全であることを心の底から確認する。それが、声を出して読む作業なのです。

読むときのコツは以下の通りです。
- □ 感情を抑えないようにする
- □ はっきりと声に出し、向き合う
- □ 誰にも邪魔されない場所で読む
- □ １日１回、最低５回は読む

何度も練習することが大切です。１日に１回、読む時間をとってください。５日かけて５回くらい"安全確認"の作業ができたら、感情の強さは少しずつ弱くなっていくでしょう。

ステップ3 体験をふり返る

認知と二次感情を見つけ出す

声に出して読めたら、体験をふり返ってスタックポイントを探します。書いているうちに出てきた認知をチェックしてください。

トラウマの後によく見られる認知

- □ 自分がいけなかった
- □ もっと慎重にすべきだった
- □ 世の中は危険に満ちている
- □ 一瞬たりとも気を緩めてはならない
- □ この先、生きていてもいいことはない
- □ 自分はけがれてしまった
- □ 自分が犠牲になればよかった
- □ 生きていることが申し訳ない
- □ その他：＿＿＿＿＿＿＿＿＿＿

認知と結びついた二次感情

- □ 自責感：自分が悪い、ばかだった、自分に非がある
- □ 罪悪感：生きていて申し訳ない、もっと何かできた
- □ 恥：　　うまく対処すべきだった、
　　　　　早く立ち直るべきだ、
　　　　　他の人とはちがう
- □ 恥辱感：汚された、
　　　　　汚い存在になってしまった
- □ 無力感：抵抗できなかった、
　　　　　自分はなにもできない存在だ
- □ 孤立感：誰も助けてくれない、わかってくれない
- □ 絶望感：この先いいことはない、もう回復しない
- □ その他：＿＿＿＿＿＿＿＿＿＿

振り返った時のこころと身体の反応

スタックポイントがある場合、その文章を書いたり読んだりしているときに、強い感情がバッとわき上がります。恐怖や恥、罪悪感など、筆記していたり、読み返したときに急に感情が出てきたところはありましたか？

こうした反応は、身体にも表れます。書いていて、急にどきどきが強くなったり、汗がでてきたりしたところはありましたか？

急に筆が止まって、それ以上思い出すことが嫌になるところにも、スタックポイントが潜んでいることがあります。回避してしまうようなことはありましたか？

スタックした（つまった）瞬間
- ☐ 急に強い感情がでてきた
- ☐ 急に身体に変化が起こった
- ☐ 急に筆が進まなくなった

そうした反応は、どういう考えと関係していましたか。それがスタックポイントである可能性があります。

あなたのスタックポイント①
_____

あなたのスタックポイント②
_____

小休憩

自分のペースで回復すること
ここで一息ついて、ご褒美を

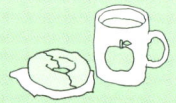

体験を筆記すると、こころは緊張しますし、怖かったことを再体験するので、つらい作業となります。身体もつかれます。ここで、ひとまずお休みをとってください。

1回目の筆記が終わったら、それを5日間かけて読んでください。ステップ2を読んで、声を出して読むときの注意点を意識しましょう。また、声を出して読んだ後に、ステップ3に書かれていることをじっくりと考えてみるのもいいでしょう。そして、声を出して読んだ後には、必ず自分にご褒美を与えましょう。アイスクリーム、マッサージ、好きな映画を見る、なんで

> もいいのです。こころが安らぐことを見つけましょう。
> ステップ4の2回目の筆記は、1回目の筆記から1週間くらい経ったあとが丁度いいでしょう。1回目の筆記を5回くらいうまく毎日声を出して読むことができたら、2回目の筆記にトライしてみましょう。

ステップ4　もう一度ふり返る

体験をもう一度書いてみて、それをふり返ります。
今度は、1回目よりもさらに詳しく書きます。
書いてみるとわかりますが、2回目の筆記ではより深く、より広く書けるようになります。

2回目の筆記のコツ

筆記する際の注意点は、1回目と同じです。ただし、2回目にはよりたくさん書くようにします。

- □ 前回思い出しきれなかったところを書き加える
- □ 感覚（見たもの、触ったもの、聞いた音、におい）について一つひとつ言葉にする
- □ 当時の感情だけでなく、ふり返って書いている現在の感情をカッコに入れて書く（例：「その時、男が私を殴った（腹立たしくなってきた）」）
- □ トラウマの出来事がいくつかあれば、前回書いていないトラウマについても加筆する
- □ 一番つらかった場面だけでなく、その前後についても書く（例：警察の捜査、医学的治療、葬儀など）

☐ もし、1回目とは違う感情が出てきたときには、それをカッコに入れて書く（例：「そのとき、自分は怯えていた（いまは頭に来る）」）

✏️ 筆記

> もう一度、トラウマの体験全体を書きましょう。コツに注意して、前回よりも多く書いてください。今回は、できればB5にして最低2ページ以上書くようにしましょう。
>
> （P.37をコピーするか、自分が書きやすい紙を使ってください）

声に出して何回も読む

2回目の筆記が終わったら、1回目と同じように声に出して読みます。コツは一緒です。感情を抑えず、何度もはっきりと声に出して読みます。

1回目のときと比べて、わき出てくる気持ちには、なにか変化はあるでしょうか？

☐ 1回目よりも感情が弱まった
☐ 1回目よりも感情が強くなった

もし感情が弱くなった人は、トラウマの記憶に伴う感情が少しずつ整理でき始めてきたようです。

もし感情が強くなった場合、それは、1回目には回避していて、自分でも無意識のうちに見ないようにしてきた感情に、2回目ではしっかりと向き合えた証拠です。

感情が出てきたことは、処理が進んでいる証拠です。その調子で、1日に1回、5日間かけて声を出して自分が書いた文章を読んでください。

スタックポイントを見つける
2回目の筆記をしている最中や、声を出して読んでいく内に、スタックポイントが見つかったかもしれません。

注目するところ
- ☐ 強い感情や身体の興奮があったところ
- ☐ 急に筆が進まなくなったところ
- ☐ 1回目は忘れていた記憶が思い出されたところ（1回目は省略されていたところ）
- ☐ 1回目とは出てくる感情が違っていたところ

あなたのスタックポイント①
_____

あなたのスタックポイント②
_____

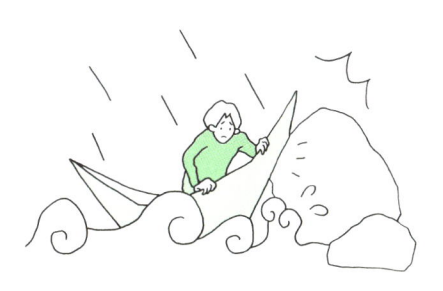

強盗にあったAさんの筆記1回目

（短縮しています）

あの出来事があったのは、確か夏も終わりかけの随分と涼しくなってからのことだったと思います。私は仕事で帰りが遅くなり、駅から自宅まで帰ろうとしていた時でした。遅いせいもあり、人の気配はいつもより少なく、なんとなく不安（感情）になったのを覚えています。でも、これまでもそういう時はあったし、その日も同じように大丈夫だろうと、ましてやそんなことさえ考えていなかったと思います（安全のテーマ）。そんな時、いきなり人が現れて私を蹴り飛ばしました。///本当にいきなりでした。倒された時の地面のアスファルトのにおいが消えません。こうして書いているいまも、あのにおいを強烈に思い出します。雨が降り出した時ににおうこのにおいをかぐたびに、私は怖くなって動けなくなります（感情）。あまりに急なことで、何が何だかわからなかった。怖くて声も出ませんでした（感情）。その犯人は私の持っていたバッグをそのまま持ち去り、私はその場で固まってしまって身動きが取れなかった…。///低い声で何かを言われたのだけ覚えています。何を言われたのか、パニックで覚えていません。走り去るあの足音が今でも鮮明によみがえります。なぜ、私があんな目に遭わなければいけなかったのか、私が悪かったのか（同化）、なんでもっと周囲に用心していなかったのか（同化・信頼・力とコントロールのテーマ）、自分を責めてばかりいます（同化・スタックポイント・信頼のテーマ）。その日から、私の生活は変わってしまった（認知）。夢にも出ます、見たくないのに。///周りからかけられる言葉もききたくない。大ケガじゃなくてよかったね、物がとられただけで不幸中の幸いだったね、など私を安心させようと気を遣ってくれているような言葉も、いまは聞き

たくありません（信頼のテーマ）。なかには、二度とあんな時間に一人で歩いてはいけないよ、などと注意する人もいます。言われるたび、私が悪いんだと思うばかりです（同化・信頼・力とコントロールのテーマ）。誰もわたしをわかってくれない、これから先もきっとそうなんでしょう（過剰調節・信頼・親密さのテーマ）。でも、なぜ私がこんなに辛い思いをしないといけないのでしょうか。そう思うと怒りがこみ上げてきます（感情）。でも、その途端に自分に対してもイライラしだして（感情）、頭の中がめちゃくちゃになりそうです（親密さのテーマ）。一人でいるとまた襲われるんじゃないか（感情・過剰調節・安全のテーマ）。人の足音に敏感で、いつも何かが視界に入ったような気がして、怖くて固まってしまう（感情）。男性を見るたび当時のことが思い出されるんです（過剰調節・信頼・安全のテーマ）。そう思うために外出もままなりません（過剰調節）。

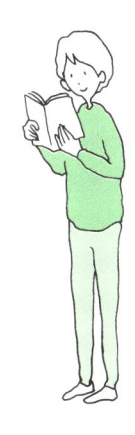

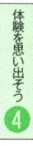

PART 2　こころの傷を癒す

モジュール5　バランスのとれた考え方をしよう

（実施日：　　年　　月　　日）

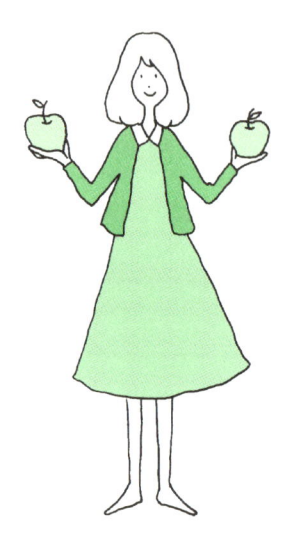

これまでの作業の目標のひとつは、スタックポイントを見つけ出すことでした。スタックポイントとして代表的なものが2つあります。自責感と罪悪感です。

- ステップ1　自分を責める考えを見つめる
- ステップ2　考え直しシートに取り組む
- ステップ3　考えの落とし穴に気づく

ステップ1　自分を責める考えを見つめる

自分を責める（自責感）・申し訳なく思う（罪悪感）
「あんな事態は防げたのではないか」と考えていませんか？　どう

しようもない大惨事のときでさえ、こう思うことがあります。大地震による津波の被害を受けた人は、「もっと高いところに住んでいればよかった」と考え、自分を責めている人がいたといいます。

トラウマの出来事の最中や、その後に自分がしたことや、しなかったことに罪悪感を感じる人もいます。ある人は、高台から津波が弱まっていくのをみて、急激な恐怖がほんの一瞬和らいだ自分に気づきました。その人は「たくさんの犠牲者がいたのに…」と、自分を強く恥ずかしく思いました。自分がいまも生きていることに罪悪感を感じ続けている人もいます。

こうした自責感や罪悪感は、同化の結果です。

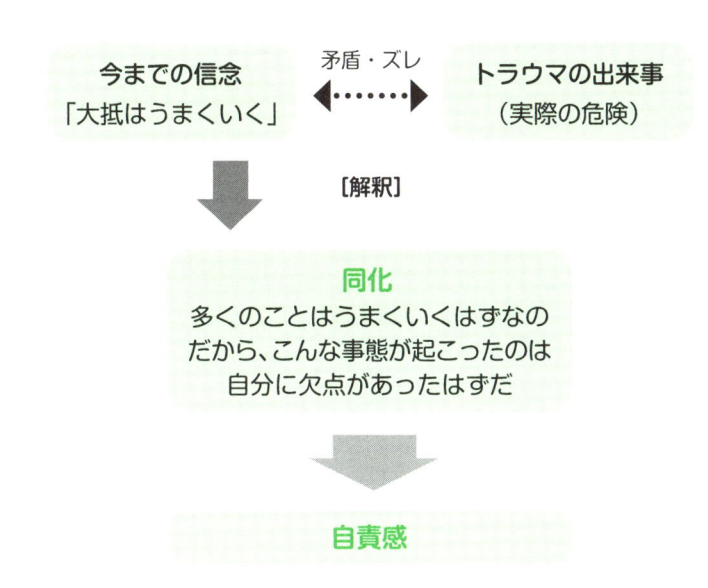

```
今までの信念              矛盾・ズレ      トラウマの出来事
「大抵はうまくいく」    ◄┄┄┄┄►       （実際の危険）

                    ↓ [解釈]

                    同化
        多くのことはうまくいくはずなの
        だから、こんな事態が起こったのは
            自分に欠点があったはずだ

                    ↓

                   自責感
```

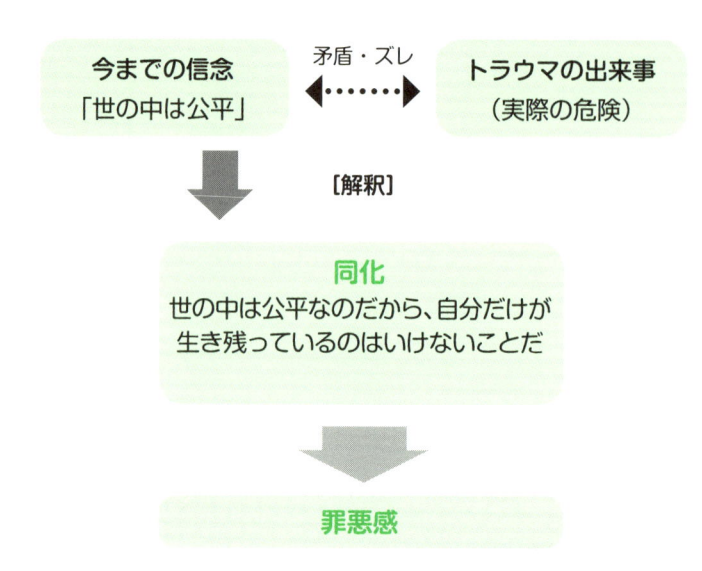

```
今までの信念              矛盾・ズレ        トラウマの出来事
「世の中は公平」        ◀┄┄┄┄┄▶      （実際の危険）
        │
        │ [解釈]
        ▼
    同化
    世の中は公平なのだから、自分だけが
    生き残っているのはいけないことだ
        │
        ▼
     罪悪感
```

同化が障害物（スタック）になるしくみ

自責感や罪悪感に圧倒されていると、トラウマの出来事そのものを見つめられなくなります。出来事を思い出しても、自責感や罪悪感の色眼鏡でなんでも捉えるために、起こった現実そのものが見えなくなってしまうのです。

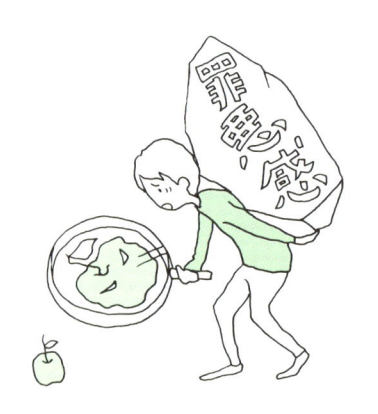

モジュール2や4の筆記をうまくできなかった人がいるかもしれません。そういう人は、「どうせ私が悪かったんだから…」、「自分だけが回復したら申し訳ない」と思ってはいないでしょうか。

後知恵バイアス

自責感や罪悪感をますます強めてしまうこころの仕組みがあります。後知恵バイアスです。

> 「ほらね。だからいわんこっちゃない」
> 「前からそう思ってたんだよ」
> 「もっと気をつけるべきだったんだ」

こうした言葉をつぶやいたことはあるでしょうか。
後知恵バイアスは、物事が起こってからそれが予測できたものと考える、いわば思いちがいの一種です。人は、こうした思考のかたより（バイアス）を持っていることが、研究でわかっています。

> 「もっと早く避難していれば良かった」
> 「まず家族を捜しに行くべきだった」
> 「メールくらいできたはずだ」
> 「普段もっとしっかり安全教育をしていたら」

こうした考えがでてきていたなら、後知恵バイアスの影響を受けているのかもしれません。

「責める」と「責任をとる」

自分を責めることは、起こった出来事に対して責任をとろうとしている、あなたの責任感の表れでもあります。しかし、自責感や罪悪感に苦しんでいると、ときどき「責める」ことと「責任をとる」こととを混同してしまいます。

責める：わざと意図的に悪いことをした相手にそれを気づかせ、反省や謝罪、賠償を求めること

責任をとる：意図的ではないにしても、起こしてしまったことの結果を負うこと

以下のような場合、一般的にみて、その人は責められるべきでしょうか？　責任をとるべきときはいつでしょうか？
　① 洪水により家族を亡くした
　② 事故で同乗者を亡くした
　③ 殴り倒してけがを負わせた

　① 責任はない：意図的ではなく、過失によるものでもない
　② 責任はあるが責められるものではない：過失はあるが、意図的にそうしてはいない
　③ 責任があり責められるものである：意図的に危害を与えている

こうした違いは当たり前のことのように思えます。しかし、自分のこととなると、責任感の強さのために混乱してしまうことがあります。

自責感に苦しむ人の多くは「自分の場合は特別だった」と言います。しかし、本当にそうでしょうか。あなたの大切な人がもし全く同じような状況に置かれたとしたら、あなたはその人を強く非難し、責めるでしょうか？

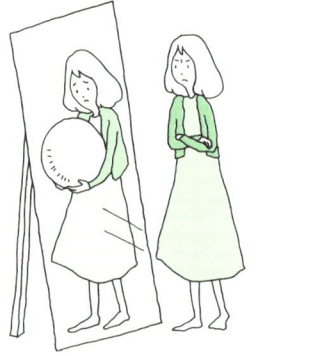

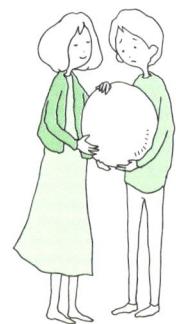

ステップ2 考え直しシートに取り組む

これから、**スタックポイント**となっている考えをじっくりと見つめていきます。そのために、考え直しシートを使います（ページ80〜82）。

まずは、モジュール4のステップ3（ページ62・63）に挙げたスタックポイントをふり返り、考え直しシートでとり組むあなた自身のスタックポイントをひとつ決めてください。

考え直しシートで取り組むあなたのスタックポイント

_____

スタックポイントが決まったら、シートにある質問を読んで、考え直しシートに取り組みましょう。

もしうまく書けなかったら…

多くの人は、考え直しシートによってじっくりとスタックポイントの認知を見直すことができます。しかし、ときにはあまりうまくいかない場合があります。

こんな問題はないかチェックしてみてください。
- ☐ 思考を思考で証拠づけている
- ☐ スタックポイントが漠然としている

例えば、Aさんは「あのとき違う行動をすべきだった」というスタックポイントについて考えました。

一つめの質問への答えとして、Aさんはこのスタックポイントを支持する証拠として、「だってその出来事を未然に防ぐべきだった」と書きました。けれども、これはAさんのもう一つの考えです。
証拠を書くときには、誰でもが同意できるような客観的な状況や行動に注目してみましょう。

ステップ3　考えの落とし穴を見つける

いくらスタックポイントを考え直しても、また同じようなスタックポイントが生まれてしまうこともあります。
これは、考え方自体が間違ったパターンを繰り返しているからです。

考えの落とし穴にはまっていないでしょうか。
よくない思考パターンシートで確認しましょう（ページ86・87）。
（※思考パターンについては、大野 裕・著「こころが晴れるノート」の50・51ページにも紹介されています。）

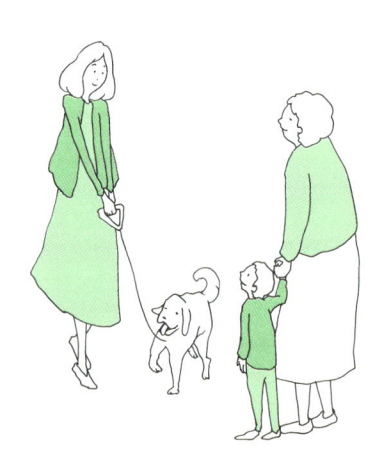

> モジュール **5** バランスのとれた考え方をしよう

Column
コラム

人を信じる・信じないこと

信用できないと判断する前に

トラウマのような大変な出来事を体験すると、周りにいる家族、友人、恋人も強い衝撃を受けることがあります。時に、そうした周りの人たちとの関係がぎこちなくなって、信頼が損なわれてしまうこともあります。そのような時には、相手を全て信じられないと決める前に、まずはその人のことをしっかり見つめましょう。大事なことは、その人達がどういう反応や行動をしていたのかをふり返り、そうした行動がどうして自分の支えにはならなかったのかを考えることです。

多くの人はどう反応したらいいかよくわからず、中には、事実を知らなかったかのように行動してしまう人もいます。ひどく恐れて、出来事を否定する人もいます。そういう人の中には、起こった出来事を考えると自分が弱く危険だと感じられて恐れたり、その人の人生観や世界観が壊されてしまうのではと怖くなる人もいます。あなたがどのように支えてほしいのかを伝え、お願いする練習をすることが、そうした人たちへの信頼を判断していく上での第一歩となります。

周りの人が支えになってくれなかったら

誰かとトラウマの出来事について話をしているときに、あまり気持ちの支えになってくれないと感じることがあるかもしれません。もしかしたら、そうした人は、トラウマの話を聞いてもらう上では、あなたにとってあまり安心したり信頼できる人で

はないのかもしれません。また、話す時期やタイミングがたまたまよくなかったのかもしれません。

もし相手があなたを非難し続けたり、あなたのことをあからさまに何度も否定するようでしたら、その人はもはや信頼できないのかもしれません。これは残念なことです。けれども、以前は友だちだと思っていた人でも、トラウマの後には本当の友人ではなかったと気づく人もいます。一方で、予想もしていなかった人が支えになってくれる場合もあります。大切なことは、あなた自身が時間をかけて相手の反応や行動を見つめて、判断していくことです。

これから出会う人とのかかわり
とくに初対面のときには、すぐさま相手の判断をしないことが大切です。こうした判断はステレオタイプ（偏見）に基づいていることが多く、あまり当てにならないことがあります。「じっくり待ってよく見る」という姿勢がいいでしょう。そうすれば、柔軟な見方がとれて、相手をむやみに悪人（あるいは善人）だと思うこともなくなります。

相手に傷つけられてしまったら
時間をかけてみて、もしその人があなたを不愉快にさせることがあったり、受け入れられないことが起こったりしたら、それ以上関係を発展させずに終わらせるのもいいでしょう。しかし、人はみな間違いをしてしまうことを忘れないでください。友情や恋愛についての自分なりのルールについてもよく考えてみて

ください。もし不愉快なことが起こったときには、相手を判断するために、お願いや要求を出してみたり、自分の気持ちをしっかり伝えてみたりしてもいいでしょう。その上で、相手の反応や行動を見ることができます。もし相手が謝罪して、同じ過ちをおかさないようにと、心から努力しているようであれば、関係を続けてもいいかもしれません。もし相手があなたの要求に無頓着で、他にもあなたを傷つけるようなことがあったら、その関係から抜け出してもいいでしょう。ここでも大切なことは、相手のことを知り、相手がどんな人なのかを判断するには時間がかかるということです。

人とのかかわりでもバランスのとれた考え方を

人間関係において、バランスのとれた考え方を探して、柔軟でいることが大切です。しかし、トラウマを体験した場合には、なかなかバランスのとれた現実的な考え方をするのが難しくなります。例えば、「わたしは新しく他の人と親しくなることなんて一生できない」と考えて、自分を傷つける人のところへ戻ってしまう人がいるかもしれません。逆に、「もう二度と人間なんて信頼するものか。人間は非情で自己中心的な愚かな存在だ」と考えて、（医師などの専門家も含めて）誰にも頼らなくなってしまうこともあるかもしれません。こうした、自分や他者に関するテーマは、スタックポイントとなって回復を妨げていることがあります。モジュール6では、そうしたテーマに1つずつとり組みます。

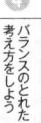

考え直しシート

このシートは、スタックポイントを色々な点から考え直すためのものです。質問がぴったり当てはまらないこともあります。自分の考えを見直すのに使えそうな質問をできるだけ多く選んで、答えるようにしてください。

スタックポイント（信念）：＿＿＿＿＿＿＿＿＿＿

①その考えを支持する証拠、その考えに反する証拠は何ですか？

　証拠となること

　＿＿＿＿＿＿＿＿＿＿＿＿＿＿＿＿＿＿＿
　＿＿＿＿＿＿＿＿＿＿＿＿＿＿＿＿＿＿＿

　反証になること

　＿＿＿＿＿＿＿＿＿＿＿＿＿＿＿＿＿＿＿
　＿＿＿＿＿＿＿＿＿＿＿＿＿＿＿＿＿＿＿

②その考えは、出来事より以前の人生経験に基づくものですか？ それとも、実際に起こった出来事の事実に基づくものですか？

　＿＿＿＿＿＿＿＿＿＿＿＿＿＿＿＿＿＿＿
　＿＿＿＿＿＿＿＿＿＿＿＿＿＿＿＿＿＿＿
　＿＿＿＿＿＿＿＿＿＿＿＿＿＿＿＿＿＿＿

モジュール ❺　バランスのとれた考え方をしよう

③その解釈はあまりに現実から離れすぎていませんか？

④全か無かの極端な考えをしていませんか？

⑤極端な表現や大げさな言葉を使っていませんか？（常に、この先ずっと、決して、必要、すべき、ねばならない、できない、いつ何時も）

⑥出来事のごく一部分だけを取り出して、その出来事が起こるまでの全体の流れが見えなくなってはいませんか？

⑦その考えに至る情報源は信頼できるものですか？　自分で想像したものではありませんか？（例：人づてに聞いたことはどれだけ信頼できますか？）

81

⑧すごく起こりにくいことを、とても起こりやすいものだと混同していませんか？

⑨その判断は、事実に基づくというよりも、感情的に決めつけたものではありませんか？

⑩まったく関係のないことを関連づけてはいませんか？

Bさんの考え直しシート

スタックポイント（信念）： 自分が犠牲になればよかった

①その考えを支持する証拠、その考えに反する証拠は何ですか？

証拠となること
大事な人を亡くしてしまった、私よりもあの人は優秀だったし、生き延びるべきだった。私がその場にあの人を呼んでしまったんです

反証になること
あの状況で私が代わりになることは不可能だった。決して意図的に呼んだわけじゃない

②その考えは、出来事より以前の人生経験に基づくものですか？　それとも、実際に起こった出来事の事実に基づくものですか？

私は以前から自分が周りの人よりも劣っているという自覚がありました。それに、実際に私より優秀だったあの人の代わりに私が生き延びてしまった。どちらもあると思います

③その解釈はあまりに現実から離れすぎていませんか？

> 自分ではよくわからない。亡くなったあの人の家族が悲しんでいたように、私が犠牲になれば家族を悲しませていたのかも。私が犠牲になれば、今度は生き残った人も同じ目にあってしまうのかも…

④全か無かの極端な考えをしていませんか？

> 確かに、どちらかが生き残ればいい、犠牲になればいいという考えは極端な気はします

⑤極端な表現や大げさな言葉を使っていませんか？（常に、この先ずっと、決して、必要、すべき、ねばならない、できない、いつ何時も）

> ずっと苦しみ続けるんだと思っています。決して消えることはないんだと…

⑥出来事のごく一部分だけを取り出して、その出来事が起こるまでの全体の流れが見えなくなってはいませんか？

> あの人が亡くなったことばかりに目が向きます。でも、確かに私のせいで起きた出来事ではありませんでした。誰もたちうちできなかった。でも、最後のあの手の感覚が未だに残っているんです…

⑦その考えに至る情報源は信頼できるものですか？ 自分で想像したものではありませんか？（例：人づてに聞いたことはどれだけ信頼できますか？）

信頼できるものではありません、私がそう思っているんですから。でも、人に何を言ってもらっても、私には何かできたことがあるんじゃないかって、いまだに思っています

⑧すごく起こりにくいことを、とても起こりやすいものだと混同していませんか？

あの災害がまた起こらない、という保障はどこにもありません

⑨その判断は、事実に基づくというよりも、感情的に決めつけたものではありませんか？

事実よりは感情なのかもしれません。助けられなかった自分の非力さ、情けなさ、なぜ自分だけが生きてこうして生活を送っているのか、自分を責め続けています

⑩まったく関係のないことを関連づけてはいませんか？

何が関係ないのかはわかりませんが、もっと早く逃げればよかった、あの日あの時にあの人を呼ばなければこんなことにはならなかったのかもしれません

よくない思考パターンシート

このシートは、日々の生活でついついおちいりがちな思考パターンを紹介しています。こうした思考パターンは、いつの間にか勝手に頭の中で起こっていて、習慣のようになっています。そのせいで、自分を苦しめたり、人生に投げやりになったり、落ち込んだりとマイナス思考が生まれてしまいます。

そこで、以下の思考パターンを眺めてみて、心当たりのある思考パターンをチェックしましょう。そして、自分のスタックポイントを書き出してみて、思考パターンとどう関係しているのか書いてみましょう。

①根拠のない決めつけ
証拠が少なかったり、矛盾していても「そうにちがいない」と決めつける

②過大評価・過小評価
状況を過大評価したり過小評価する

③部分的焦点づけ
状況の大事な側面をみないようにする

モジュール ❺　バランスのとれた考え方をしよう

④極端な単純化
よかった・わるかった、正しい・間違いなどどれか一つを信じ込む

⑤極端な一般化
一回の出来事をいつも起こると考える。悪いことだけ永遠に続くと考える

⑥読心術
他の人が自分を悪く思っていると、他人の心を決めつける

⑦情緒的な理由づけ
そのときの自分の感情に基づいて、現実を判断してしまう

Bさんのよくない思考パターンシート

①根拠のない決めつけ
証拠が少なかったり、矛盾していても「そうにちがいない」と決めつける

考えの根拠は、自分は劣っている情けない人間、そしてあの日あの時あの人を呼ばなければよかったということです。でも、確かに私はそんな人間かもしれませんが、あんな出来事が起こるなんて誰が予想できたでしょう。あの人は私が殺したのではない、あれは自然の脅威だったんです

②過大評価・過小評価
状況を過大評価したり過小評価する

あの人が亡くなったことが大きすぎます。私があの手を離さなければ…。でも、私は最後まで諦めようとはしなかったんです、自分も流されてまう危険もありました。自分の努力は全く見ていません

③部分的焦点づけ
状況の大事な側面をみないようにする

私が生き残ったことばかり、気にしてきました。罪悪感を覚えます、最低な人間だと。でもあれは私でも誰かのせいでもなく、災害だった。たちうちできなかった、その点を見ていませんでした

④極端な単純化
よかった・わるかった、正しい・間違いなどどれか一つを信じ込む

私があの人を呼びださなければよかった、間違いを犯したと信じ込んでいます。それが原因であの人が亡くなったと思えば、私が殺してしまったのも同じかと。でも、本当にそんなこと予測もできなかったんです…

⑤極端な一般化
一回の出来事をいつも起こると考える。悪いことだけ永遠に続くと考える

私のこの罪悪感と自分を責めること、これは一生消えずに死ぬまで持ち続けるべきだと思います

⑥読心術
他の人が自分を悪く思っていると、他人の心を決めつける

周りの目が気になります。なぜおまえだけ生き残ってのうのうと生活しているんだと。特に亡くなったあの人のご家族の方には恨まれていると思います

⑦情緒的な理由づけ
そのときの自分の感情に基づいて、現実を判断してしまう

私は罪人でしょうか。罪悪感を抱えながら生きていくしかないんです。私に非はなかった、そう言い聞かせようとしても、誰に何を言ってもらっても、消え去ることはありません

PART 2　こころの傷を癒す

モジュール 6　人生のテーマを見直す

（実施日：　　年　　月　　日）

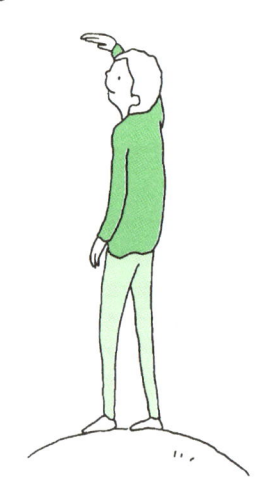

これまでの取り組みで十分練習できたなら、きっとたくさんのことを発見し、トラウマの見方が変わって、気持ちが落ち着き始めていることと思います。残りの取り組みは、これまで学んだことの応用問題です。

> ステップ1　トラウマの影響を受けやすい人生のテーマを知る
>
> ステップ2　考え直しシート総合版に取り組む

ステップ1　トラウマの影響を受けやすい人生のテーマを知る

認知処理療法では、これまで学んだ方法を使って、5つの人生のテーマについて考えます。

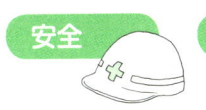

モジュール **6**　人生のテーマを見直す

- 安全
- 信頼
- 力とコントロール
- 価値
- 親密さ

トラウマによって変わってしまった世界観や人生観を見直し、バランスのとれた考えかたを見つけていく必要があります。

ポイントは、トラウマの前と後でどう変わったのかをはっきりさせることです。
　　□ 以前から持っていた人生観や世界観
　　□ 出来事が起こった後に、その人生観や世界観がどのように変わったのか

トラウマの後には、自分についても、他の人のことについても世界観が大きく変わります。
　　□ 自分についての見方・考え
　　□ 他人についての見方・考え

次のページから、それぞれのテーマをまとめたシートがあります。5つのテーマをふり返る目的は、あなたのスタックポイントを見つけ、バランスのとれた考えを見つけることにあります。
まず、安全のテーマについて読んでみてください。これを読んだら、安全についてのスタックポイントを見つけて書き出してください。そうしたら、ステップ2に進みます。

安全のテーマ

自分についての信念
自分を守ったり、自分が物事をコントロールできるかどうかの考え

◇つらい出来事より前の経験 …………（あてはまる方にチェック）

☐ よくないものだった	☐ よかった
危険な目にあったことがあり、「**自分を守ることはできない**」と考えていた	安全に過ごしていて、「**自分は守れるし世界は安全だ**」と考えていた
⇩	⇩
トラウマによってその考えを確信する	**トラウマによってその考えが覆される**

関連する症状
- ☐ いつも不安・いらいら、怖いイメージが突然浮かぶ
- ☐ ささいなことで驚く、身体がいつも警戒している
- ☐ 将来起こりうる被害についての強い恐怖

◇バランスよく考える …………（あてはまる方にチェック）

これまでこう思っていたら…	今はこう言えるかもしれません
☐「自分には起こりっこない」	「もう同じことは起こらないだろう。でも可能性はゼロじゃない。それでも、身を守るための手段を打つことができる」
☐「何が起こってもコントロールできるし、危害から身を守れる」	「何でもコントロールできるわけではない。けれど、今後大変なことが起こる可能性を減らす注意はしていける」

モジュール ❻ 人生のテーマを見直す

❖あてはまったスタックポイント（考え）について、
ステップ2「考え直しシート総合版」でとり組みましょう

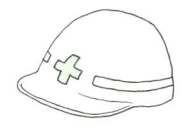

他人についての信念
他人の危険性や、他人の故意性についての考え

◇つらい出来事より前の経験 ……………（あてはまる方にチェック）

□ よくないものだった	□ よかった
「人は危険なものだ」と思っていた	「人は安全だ」、「他人が危害を及ぼすはずはなく、安全を守ってくれる」と思っていた
⇩	⇩
トラウマによってその考えを確信する	トラウマによってその考えが覆される

関連する症状

- □ 人を避けたり、強い恐怖を覚えるようになる
- □ 人と関わらなくなり、ひきこもる

◇バランスよく考える ……………………（あてはまる方にチェック）

これまでこう思っていたら…	今はこう言えるかもしれません
□「他人は自分に悪さをしたがっていて、危害や、大けが、損失を負わせようと思っているにちがいない」	「世の中には危険な人もいるけれど、人間全てが危害を与えようとしているわけではない」
□「他人に傷つけられることなんてない」	「誰かに危害を与えるような人間はいるかもしれない。けれど、出会う人がみんな自分に危害を与えたがっていると考えるのは非現実的だ」

信頼のテーマ

自分についての信念
自分の感覚や判断を信頼できるかどうかの考え

◇つらい出来事より前の経験 ……… (あてはまる方にチェック)

□ よくないものだった	□ よかった
つらいときに責められた経験があり「**自分は判断力や決断力がない**」と考えていた	「**自分は判断力があるし、物事を決定することもできる**」と考えていた
⇩	⇩
トラウマによってその考えを確信する	トラウマによってその考えが覆される

関連する症状

- □ 自分自身に裏切られたような気持ち、混乱
- □ 過剰に注意深くなる、物事を決められない
- □ 自分自身を疑う、過剰に自分を非難する

◇バランスよく考える ……………… (あてはまる方にチェック)

これまでこう思っていたら…	今はこう言えるかもしれません
□「自分の判断を信頼できない」 □「自分はいつも間違った判断をする」	「他人の行動をいつも予測できたり、自分の思い通りに物事が進むとはかぎらない。完璧じゃないけれど、自分の判断を信じられる」
□「自分はいつもしっかり判断できる」	「完璧な判断をできる人なんていない。予測できない状況でできうる判断をしたのだし、いまでも自分の判断や決定を信じることはできる」

モジュール ❻ 人生のテーマを見直す

❖あてはまったスタックポイント（考え）について、
ステップ２「考え直しシート総合版」でとり組みましょう

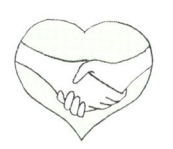

他人 についての信念
他人の判断を
信頼できるかどうかの考え

◇つらい出来事より前の経験 …………（あてはまる方にチェック）

☐ よくないものだった	☐ よかった
人から裏切られたことがあり、「誰も信頼できない」と考えていた ⇩ トラウマによってその考えを確信する （とくに知人から被害を受けた場合）	「人は信頼できる」と考えていた ⇩ トラウマによってその考えが覆される

関連する症状

- ☐ 他人に幻滅・失望する、信頼できるはずの人も疑う
- ☐ 裏切られたり、見放されることを恐れる
- ☐ 裏切った人への猛烈な怒り、人間関係を避ける

◇バランスよく考える ………………（あてはまる方にチェック）

これまでこう思っていたら…	今はこう言えるかもしれません
☐「誰も信じることはできない」	「人を信じることにはリスクがつきものだ。けれど、少しずつ様子を見て、相手のことがわかってきたら、それを踏まえて信頼していけばいい。そうすることで、自分を守ることができる」
☐「人はみな信用できる」	「人間全てを信頼することはできないだろう。けれど、これまで信頼してきた人のことまで、信じなくなる必要はない」

PART 2　こころの傷を癒す

力・コントロールのテーマ

自分についての信念
問題を解決したり、困難に立ち向かえるかどうかの考え

◇つらい出来事より前の経験 ……（あてはまる方にチェック）

☐ よくないものだった	☐ よかった
「自分は状況をコントロールできないし、解決できない」と考えていた ⇩ トラウマによってその考えを確信する	「状況をコントロールできるし、どんな問題も解決できる」と考えていた ⇩ トラウマによってその考えが覆される

関連する症状

☐ 気持ちがまひする、感情を避ける
☐ なにをするにも受け身になり、積極的になれない
☐ 将来に希望がないと感じる、抑うつ的になる

◇バランスよく考える ……（あてはまる方にチェック）

これまでこう思っていたら…	今はこう言えるかもしれません
☐「自分は何だってコントロールできる」	「自分の反応、他人やこの世界で起こることを全てコントロールすることはできない。けれど、自分にまったく力がないということでもない。他人や出来事の結果に少しは影響をあたえることができる」
☐「自分は無力だし誰からも助けられない」	「全ての出来事をコントロールすることはできない。けれど、自分に起こることや、自分の反応をいくらかはコントロールすることができる」

モジュール ❻ 人生のテーマを見直す

❖あてはまったスタックポイント（考え）について、
ステップ2「考え直しシート総合版」でとり組みましょう

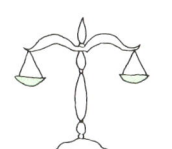

他人についての信念
人間関係をコントロールできるかどうかの考え

◇つらい出来事より前の経験 ……………（あてはまる方にチェック）

☐ よくないものだった	☐ よかった
「人との関わりはコントロールできない」と考えていた	「自分は人に影響を与えることができる」と考えていた
⇩	⇩
トラウマによってその考えを確信する	トラウマによってその考えが覆される

関連する症状

☐ 従順になりすぎる、人の意見にいつも合わせる
☐ 人との関わりで自分の意思や考えを言えなくなる
☐ 自分がコントロールされるのではと過敏になる

◇バランスよく考える ……………………（あてはまる方にチェック）

これまでこう思っていたら…	今はこう言えるかもしれません
☐「自分には相手を動かす力なんてない」	「人間関係の中で自分のほしいものをいつも得ることはできない。けれど、自分の望みを主張する権利はあるし、自分の考えを言ったり、望みを伝えることはできる。そうやって相手に影響を与えることができる」
☐「いつもコントロールしていないといけない」	「良い関係というのは、力関係のバランスがとれているということ。もしほんの少しの力も与えられないなら、その相手と別れることで自分の力を行使することだってできる」

価値のテーマ

自分についての信念
自分が価値のある存在であるという考え（自己価値感）

◇つらい出来事より前の経験 …………（あてはまる方にチェック）

☐ よくないものだった	☐ よかった
自分を否定されるような経験があり、「自分は価値のない存在だ」と考えていた	「自分はそれなりに価値がある」と考えていた
⇩	⇩
トラウマによってその考えを確信する	トラウマによってその考えが覆される

関連する症状

- ☐ 抑うつ、落ち込み、意欲がない、罪悪感、恥
- ☐ 自分を傷つけたり、自滅的な行動をする
- ☐ 「自分はいけない存在だ、欠陥品だ、おかしい」と考える

◇バランスよく考える …………………（あてはまる方にチェック）

これまでこう思っていたら…	今はこう言えるかもしれません
☐ 「自分には価値がない」	「誰にでも悪い事は起こる。誰かが悪口を言ったとしても、それが正しいとはかぎらない。過去に間違いを犯したとしても、自分が不幸や災難を負うべき悪人であるというわけではない」
☐ 「自分はちゃんとした人間だから、悪い事なんて起こらないだろう」	「嫌な事が起こっても、それは自分が何か悪いことをしたからとか、自分がそれに値するからそうなったという訳ではない。悪い事が起こる原因がいつもはっきりあるとは限らない」

モジュール ❻　人生のテーマを見直す

❖あてはまったスタックポイント（考え）について、
ステップ2「考え直しシート総合版」でとり組みましょう

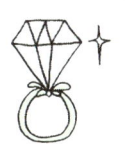

| 他人 についての信念 | 他人の価値や善悪についての考え |

◆つらい出来事より前の経験 …………（あてはまる方にチェック）

□ よくないものだった	□ よかった
「自分は傷つけられ、裏切られてきた」と考えていた	「世界には嫌な出来事なんて起こりそうもない」と考えていた
⇩	⇩
トラウマによってその考えを確信する	トラウマによってその考えが覆される

関連する症状

- □「人間は悪だ、利己的だ、不道徳だ、悪意がある」と考える
- □ 人から優しくされても猜疑心をもつ
- □ 人は愚かだと自暴自棄になり反社会的な行動をする

◆バランスよく考える …………………（あてはまる方にチェック）

これまでこう思っていたら…	今はこう言えるかもしれません
□「人はいけない存在だ」	「世の中には尊敬できないような人もいる。けれど、出会う人みんながそういう人ではない。結論を出すのはもっと後でも大丈夫。もっとこの人のことをよく知ってからにしよう」
□「やっぱり人間はこうだからダメなんだ」（期待していた人にがっかりさせられてしまったときなど）	「人は時に間違いをおかすものだ。それが間違いなのか、その人の良くない性格が現れたものなのかを見ていこう。もし受け入れられないようだったら、関係を終わらせよう」

99

親密さのテーマ

自分についての信念
自分を優しく、いたわりなだめる能力についての考え

◇つらい出来事より前の経験 ……………（あてはまる方にチェック）

□ よくないものだった	□ よかった
「嫌な気持ちになったらもはや対処できない」と考えていた	安定してポジティブな"自分への親密さ"を持っていた
⇩	⇩
トラウマによってその考えを確信する	トラウマによってその考えが覆される

関連する症状

- □ 自分を落ち着かせたり、なだめたりできない。一人が怖い
- □ 心の中の空虚感、自分の心が死んだように感じる
- □ 物や刺激に頼って落ち着かせようとする（食物、薬物、お酒、浪費、セックス）

◇バランスよく考える ……………（あてはまる方にチェック）

これまでこう思っていたら…	今はこう言えるかもしれません
□「気持ちを落ち着かせられないし、全然休まらない」	「自分を落ち着かせることはできるし、嫌なときには学んだ対処法を使うこともできる。人の助けが必要かもしれないけど、それは普通のこと。」
□「お酒や気をそらすものが必要だ」	「わき起こる感情は強くて不愉快だけれども、それは一時的なもので、時間とともに弱まっていく。いまこうして使っている対処法は、今後も使っていける」

モジュール ❻ 人生のテーマを見直す

❖あてはまったスタックポイント（考え）について、
ステップ2「考え直しシート総合版」でとり組みましょう

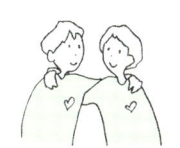

他人についての信念
人とつながり、親しくなることについての考え

◇つらい出来事より前の経験 …………（あてはまる方にチェック）

□ よくないものだった	□ よかった
親しい関係が途切れた経験があり、「他の人とは親しくなんてなれない」と考えていた	人との関係に満足していて、「人と親しくなれる」と考えていた
⇩	⇩
トラウマによってその考えを確信する	トラウマによってその考えが覆される

関連する症状

- □ いつもどこでも孤独を感じる
- □ 空虚感や、人から疎外されたような感じ
- □ 愛情があるはずの親密な関係でも、つながりを感じられない

◇バランスよく考える ………………………（あてはまる方にチェック）

これまでこう思っていたら…	今はこう言えるかもしれません
□「誰かと親しくなれるはずがない。一生、ひとりぼっちだ」	「親しくなれなかった過去があるからと言って、今後ずっとそうなるわけではない。親しくなることにはリスクが伴うけれども、少しずつ、時間をかけて相手を判断していける」
□「今まで仲良かった人とも、もう二度と昔のようには親しくなれない」	「誰とでも仲良くなれるわけではないし、それを望んでいるわけでもない。いつもうまくはいかないかもしれない。けれど、それは自分だけのせいではないし、がんばってトライすること自体は大切なこと。自分は今でも人と親しくつきあっていける」

(101)

あなたの「安全」のスタックポイント

(例：自分を守ることなどできない)

あなたの「信頼」のスタックポイント

(例：誰も信頼できない)

あなたの「力とコントロール」のスタックポイント

(例：自分には主張する力も権利もない)

あなたの「価値」のスタックポイント

(例：自分には生きる価値なんてない)

あなたの「親密さ」のスタックポイント

(例：もう二度と人と親しくはなれない)

ステップ2　考え直しシート総合版に取り組む

スタックポイントを見つけられたら、考え直しシート総合版を使います。これは、これまでのABCシート、考え直しシート、よくない思考パターンシートをまとめたワークシートです。これを使って練習して、バランスのとれた考えかたを発見しましょう。

安全のテーマについて終わったら、残りの4つのテーマについてもそれぞれスタックポイントを見つけてください。考え直しシート総合版を拡大コピーして使って、自分にとってバランスのとれた見方を見つけていきましょう。

この練習で大切なことは、シートをつけおわったときに、新しく見つけた考え（Fの欄）が、自分にとってどれだけ納得ができるのかということです。
また、つらい感情（Cの欄）が、新しい考え（Fの欄）によって、どれくらい和らぐのかも大切です（Hの欄）。

スタックポイントにとり組むことは、大変なことです。しかし、ここまで進めてこれたならば、今のあなたには、トラウマから回復するための考えかたやスキルが、少しずつ身につき始めていることでしょう。

あとは、練習あるのみです。自分のペースで、時には信頼できる人と相談しながら、少しずつ、確実にとり組んでいってください。

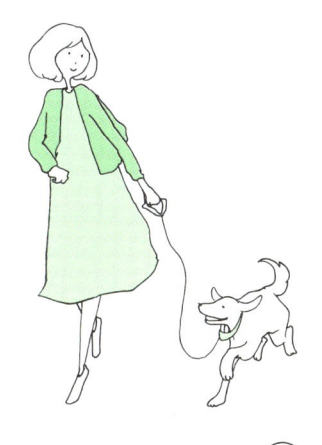

考え直しシート総合版

A 状況	B 考え/スタックポイント	D 考え直し
嫌な気持ちにつながった考えや状況	コラム A に関連する考え/スタックポイントを書くその考え/スタックポイントについて 0～100%で点数をつける（どれだけ信じていますか？）	考え直しの質問を使って、コラム B の自動思考を見直す 考えのバランスがとれて現実的か、極端か考える
		証拠と反証は？
		思い込みか事実か？
		不正確な解釈？
		極端な表現？
	C 感情	全体を見れてない？
	悲しみや怒りなどの感情を見つけて、どれくらい強いのか 0～100%で点数をつける	情報源は確か？
		可能性を読み違えてる？
		事実に基づいているか、感情的に決めつけてるか？
		関係ない要因？

モジュール 6　人生のテーマを見直す

E よくない思考パターン	F 新しい考え
思考パターンシートを使って、よくないパターンになっていないか確認する	改めて考え直すと、Aの状況に対して何と言えそうですか？ 新しい考えを0～100%で点数をつける
根拠のない決めつけ： 過大評価・過小評価： 部分的焦点づけ： 極端な単純化： 極端な一般化： 読心術： 情緒的な理由づけ：	

G 前の考え/スタックポイントを再評価する
コラムBの考えはいまどれくらい信じていますか？0～100%で点数をつける

H 感情
いまなにを感じていますか？ 0～100%で点数をつける

Bさんの考え直しシート総合版

A 状況	B 考え/スタックポイント	D 考え直し
嫌な気持ちにつながった考えや状況	コラムAに関連する考え/スタックポイントを書く その考え/スタックポイントについて0〜100%で点数をつける（どれだけ信じていますか？）	考え直しの質問を使って、コラムBの自動思考を見直す 考えのバランスがとれて現実的か、極端か考える
地震で多くの人が亡くなった。家族が犠牲になった	もっと普段から用心しておくべきだった。さらに恐ろしいことが起こるんじゃないか。何か起こっても自分には何もできない。世界は自分が思うほど安全ではない ⇨85%	証拠と反証は？ 証拠は、まさか自分がこんな目に遭うとは思わなかったこと。反証としてはあのような災害が起こるなんて誰にも予期できなかった 思い込みか事実か？ 以前からではなく、地震が起こってすべて失ってしまってから考えている 不正確な解釈？
	C 感情 悲しみや怒りなどの感情を見つけて、どれくらい強いのか0〜100%で点数をつける 恐怖90%、後悔80%、無力感80%、自分への怒り80%	極端な表現？ 普段から用心して防げるレベルではなかった。そういう意味では極端かもしれない 全体を見れてない？ この地震でみんながひどい目に遭った。私たちだけではなく、多くの人が犠牲になった 情報源は確か？ 情報の基となっているのは自分そのものです。誰かに言われたわけでもありません 可能性を読み違えてる？ 事実に基づいているか、感情的に決めつけてるか？ 関係ない要因？

モジュール ❻ 人生のテーマを見直す

E よくない思考パターン	F 新しい考え
思考パターンシートを使って、よくないパターンになっていないか確認する	改めて考え直すと、Aの状況に対して何と言えそうですか？ 新しい考えを0〜100%で点数をつける
根拠のない決めつけ： 何度もあの時のことを思い出します。ニュースや新聞でもそのような話を聞くと怖い。また起こるなんて、誰も完全に予想なんてできないはずなのに	もうここまでひどいことは起こらないのかもしれない。でも可能性は0ではない。今後は自分はどうしたらいいのか、考えていくことは十分にできるはず
過大評価・過小評価： 世の中が怖い、と思うのはあの地震のせい。一方でみんな協力しながら再興しようと助け合う姿もあります	
部分的焦点づけ： 誰かが何かできるようなものではない、ということを考えていませんでした	**G 前の考え/スタックポイントを再評価する**
	コラムBの考えはいまどれくらい信じていますか？0〜100%で点数をつける
極端な単純化：	35〜45%
極端な一般化：	
読心術：	**H 感情**
情緒的な理由づけ： 怖い、無力だ、この感情が自分の考えを歪めているのかもしれません	いまなにを感じていますか？ 0〜100%で点数をつける
	恐怖感50%、後悔30%、無力感30%、自分への怒り30%

PART 2 こころの傷を癒す

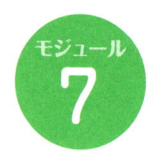

モジュール 7 大切な人を失ったとき

（実施日：　　年　月　日）

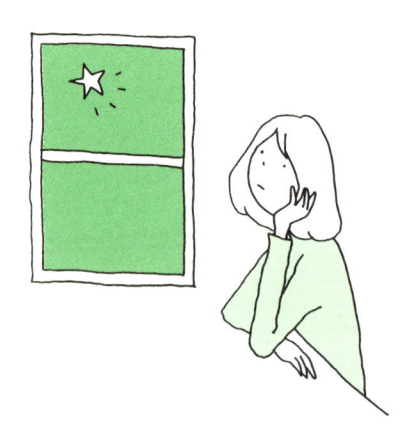

最後に、大切な人を失った方のために、死別や離別の後の悲しみについてお話しします。

悲嘆を知る

悲嘆という言葉を聞いたことはあるでしょうか。
悲嘆は、愛する人を亡くした後に表れるこころとからだの反応です。配偶者、子ども、親、家族、親友、恋人、ときには愛するペットを失った時にも起こります。
こころと体の反応を以下に挙げます。

> **感情**
> 　□ 故人を恋しく、強く追い求める気持ち

- ☐ 強い悲しみ・別れることへの苦痛
- ☐ 怒り・自責感・罪悪感

認知
- ☐ 故人のことをひたすら考え続ける
- ☐ 死の否定（どこかで生きていると思う）
- ☐ 自分を責める

行動
- ☐ 人との関わりを避け、ひきこもる
- ☐ 故人を探し求める
- ☐ 眠れなくなる（睡眠障害）

その他
- ☐ 故人が苦しんでいたのと同じような症状が起こる

時の流れと悲しみ

あなたにとって、大切な人を亡くしたのだから、悲しみが全くなくなることはありません。

けれども、悲しみの性質が時とともに変化していきます。季節が移ろうように、この悲しみの変化も自然なながれとして起こります。

始めの悲しみは、ただただ苦痛でつらいものです。死を認めたくもありません。自分が故人を忘れたら、誰が覚えているのだろうと思います。いつも故人のことを考えていないと、気持ちは安らぎません。

それが、時の流れの中で、少しずつ変わっていきます。それは、あなたが時の流れのなかで、故人のことを大切に思い、こころにとどめ、故人のいない生活でも少しずつ、生活に関わっていくからです。お葬式や四十九日、あるいは追悼行事や記念祭などを行うこともあるでしょう。

それは、故人のことを忘れることではありません。
故人のことをしっかりとこころにとどめて、その人を心の底から感じることです。

悲嘆のただ中にあると、その人を亡くしたつらさや、その人を取り戻したいという思いで、心が一杯になります。そうした状態では、つらいことや悲劇的な側面にばかり目がいってしまって、故人との暖かい思い出や、故人の優しさや良かったところ、故人が幸せそうにしていた瞬間のことなど、故人の他の側面についてなかなか思い出せなくなってしまいます。

故人はもはや自分と同じようにこの世界に生きてはいません。けれども、あなたと故人との関わりはこれからもずっとつづいていくのです。

悲しみは消え去ることがなく、つらいのが現実です。けれども、あなたが故人を悲しみいとおしむ過程を大切にたどっていくと、悲しみの気持ちのなかに故人の優しさや暖かさ、ふれあった思い出などが入り交じって、少しずつ暖かく愛おしい気持ちも感じられるようになります。

これが、悲嘆の流れです。
ここに至るまでには時間がかかります。最低でも半年の期間を要す

るとの報告があります。研究者によっては、一年以上かかるという人もいます。

故人を大切にして悲しみを癒すために

悲しみのスタックを解決する

しかし、いつまで経っても悲しみが苦痛のままで、故人の死を受けいれられず、自分の生活を取り戻せない人もいます。

そうした人は、トラウマの症状のときと同じように、なにかの認知が**スタックポイント**となって、悲嘆の流れをせき止めていることが多いようです。

死別からすでに14ヶ月以上経っていても悲嘆の強い症状が続く場合には、スタックポイントに取り組むことが役に立つでしょう。

悲嘆の場合によく見られるスタックポイント

- ☐ あの人が死んだときから私には幸せになる権利なんてないし、そうなれるわけがない（生存者の罪悪感）
- ☐ もし○○でさえあったなら、自分が防げたはずだ
- ☐ もし○○さえしていたら、このことは起こってなかっただろう（後知恵バイアス）
- ☐ こんなことが起こるはずがない。いつかあの人が戻ってくる
- ☐ 他の人は悲嘆から抜けるんだろうけど、私は違う。私の場合は違う
- ☐ あの人なしには、再び誰かと幸せになんかなれない
- ☐ 私の人生は終わった
- ☐ その他 _____

もしスタックポイントを見つけられたなら、モジュール6で取り組んだ考え直しシート総合版を使って、その考えをじっくりと見直してみましょう。

もしスタックポイントが見つからない場合には、トラウマの出来事についての意味を考えたモジュール2の方法を使ってみましょう。死別や離別の意味についても、筆記してふり返ってみると役に立ちます。

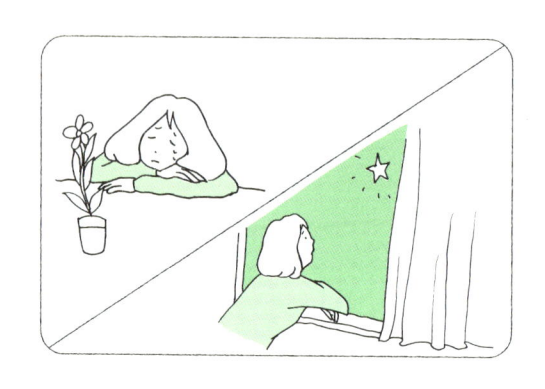

他にもできる大切なこと

悲嘆に関する認知をじっくり見つめる以外にも、できることがあります。大切なことは、**生活上の取り組みをし続けることと、死別の悲しみについてじっくり取り組むことの、両方を行き来していくこと**です。

どちらか一方ではなく、自分のペースで両方を行きつ戻りつしながら過ごしていくことが大切です。

現実の生活の取り組み

☐ 現実の生活上、取り組まなければならないことを行う
　（家事、四十九日などの儀式、保険会社への対応など）

- ☐ 生活上のことで、人の助けを借りる（例：病院に車で連れて行ってもらう、子どもの送り迎えをしてもらう）
- ☐ 話したくなったら、信頼できる人に話を聞いてもらう
- ☐ 生活上で、落ち着いたりほっとしたり、楽しんだりと自分のための時間をつくる
- ☐ 職場や勉学、家事や趣味など、以前に自分がしていたことに少しずつ戻る

故人をしっかり見つめて大切にする取り組み

- ☐ 故人を亡くしたことを実感させる物事を避けない（葬儀、お墓参り、四十九日など）
- ☐ 故人を亡くした悲しみだけでなく、故人との楽しかった思い出を少しずつふり返る
- ☐ 少しずつ遺品や故人の部屋の整理をする
- ☐ 死別以来、しなくなった活動をしたり、行かなくなった場所に少しずつ行く
- ☐ 家族や友人、故人をよく知る人と故人について話し、共有する

こうしたことは、少しずつ時間をかけてゆっくりと取り組んでください。一気に全てをやる必要はありません。

故人を大切にするように、急がずに、時間をかけて、悲しみを大切にしてあげてください。

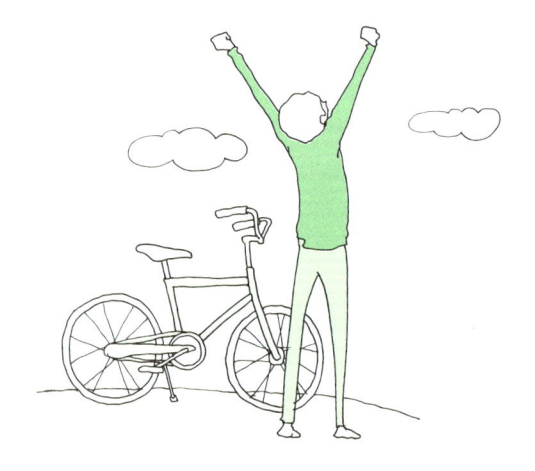

おわりに

これで認知処理療法の必要な練習が終わりました。すぐにはスムーズにできないかもしれません。しかし、辛抱強く練習していくうちにできるようになります。くり返し練習することが大切です。

この本で学び、練習したことはこれから先の人生でも使えます。もしトラウマの症状がぶり返したり、新たに大変な出来事に遭遇してしまったときには、この本で学んだことを活かしましょう。

ポイントは3つです。
　① バランスのとれた自由な視点・考えを持つ
　② 感情に耳を傾け、抑えず受け入れる
　③ スタックポイントを見つけ、じっくり見直す

そのためには、次のようなことを心がけるとよいでしょう。
　① 現在の生活や現実をじっくりと見て、もういまは危険ではないことを思い出す
　② 考えの落とし穴にはまったり、スタックポイントにつまづいても、バランスのとれた考えへと立ち戻れることを思い出す
　③ 機会があるごとに本書で取り組んだ内容を思い出して、考えと感情のつながりを意識したり、考え直す練習をする

最後になりますが、トラウマに対処するのはとても大変なことでもあります。自分一人で取り組むのはむずかしいこともあります。

自分でも工夫しながら、必要に応じて親しい人や仲間、専門家の力を借りる柔軟性が何にもまして大事です。

あなたがもっている力とあなたの可能性を信じてください。

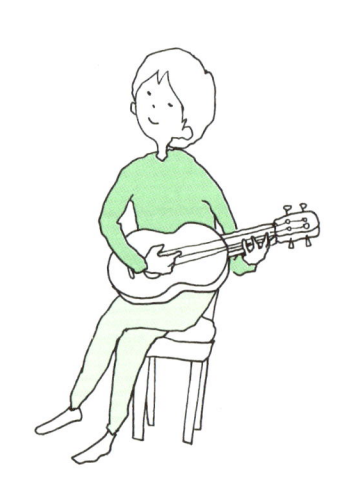

❖参考文献

大野裕　『こころが晴れるノート――うつと不安の認知療法自習帳』（2003）　創元社

Resick, PA & Schnicke MK『Cognitive Processing Therapy for Rape Victims : A Treatment Manual』SAGE Publications

金吉晴（編）『心的トラウマの理解とケア』（2006）　じほう

フォア, E, ヘンブリー, E & ロスバウム, B（著）　金吉晴・小西聖子（監訳）『PTSDの持続エクスポージャー療法――トラウマ体験の情動処理のために』（2009）　星和書店

❖ウェブサイト

CPT-Japan（日本における認知処理療法）　http://cptj.jp/

日本認知療法学会　http://jact.umin.jp/

日本トラウマティック・ストレス学会　http://www.jstss.org/

犯罪被害者のメンタルヘルス情報ページ
http://www.ncnp.go.jp/nimh/seijin/www/index.html

災害グリーフサポートプロジェクト（JDGS）　http://jdgs.jp/

国立精神・神経医療研究センター　認知行動療法センター
http://www.ncnp.go.jp/cbt/index.html

本書に記載した情報は正確を期し、広く受け入れられるよう注意を払いましたが、これは医療行為等には該当しません。また、本書は個々人の背景に対してその適切性・正確性・合法性・道徳性については補償いたしません。

本書を利用した結果発生したいかなる不都合、被害および民事・刑事問題については、著者ならびに出版社は一切の責任を負うものではありません。

本書の内容の特定の状況への適用にかかわる最終判断は、読者の皆様ご自身の判断と責任でお願いします。

❖ 著者紹介

伊藤正哉（いとう　まさや）

国立精神・神経医療研究センター　認知行動療法センター　研究開発部長
筑波大学人間系　教授（連携大学院）
早稲田大学大学院人間科学研究科　客員教授

筑波大学大学院人間総合科学研究科 ヒューマン・ケア科学専攻 発達臨床心理学分野博士課程、ヨーク大学心理学部心理療法研究センター客員研究員、コロンビア大学社会福祉学部客員研究員　国立精神・神経医療研究センター　精神保健研究所　成人精神保健研究部　日本学術振興会特別研究員PDなどを経て、現職。博士（心理学）。公認心理師。臨床心理士。
訳書に『うつと不安への認知行動療法の統一プロトコル　ワークブック　改訂第2版』伊藤正哉ほか　監訳（診断と治療社）、『不安へのエクスポージャー療法』伊藤正哉ほか　監修（創元社）、著書に『心理職の仕事と私生活』伊藤正哉ほか　編著（福村書店）などがある。

樫村正美（かしむら　まさみ）

常磐大学人間科学部心理学科　准教授

筑波大学大学院人間総合科学研究科 ヒューマン・ケア科学専攻 臨床心理学分野博士課程、筑波大学人間系助教、筑波大学医学医療系助教、日本医科大学医療心理学教室講師、准教授を経て、現職。博士（心理学）。臨床心理士。公認心理師。
著書に『医療系のための心理学』樫村正美・野村俊明　編著（講談社）、訳書に『セルフ・コンパッション［新訳版］』石村郁夫・樫村正美・岸本早苗 訳、『30分でできる不安のセルフコントロール』『30分でできる怒りのセルフコントロール』堀越勝・樫村正美 訳、『マインドフル・カップル』野末武義 監訳　樫村正美・大山寧寧 訳（いずれも金剛出版）がある。

堀越　勝（ほりこし　まさる）

武蔵野大学人間科学部　客員教授

米国のバイオラ大学で臨床心理学博士を取得、マサチューセッツ州のクリニカルサイコロジストのライセンスを取得。ハーバード大学医学部精神科においてポストドクおよび上席研究員として、ケンブリッジ病院の行動医学プログラム、マサチューセッツ総合病院・マクレーン病院の強迫性障害研究所、サイバーメディシン研究所などで臨床と研究を行う。専門は行動医学。2001年に帰国し、筑波大学大学院人間総合科学研究科（講師）、駿河台大学心理学部（教授）、国立精神・神経医療研究センター 認知行動療法センター（研修部長、センター長、特命部長）を経て現職。臨床心理士。公認心理師。現在は携帯アプリによる介入研究、司法における介入プログラム開発、認知行動療法などの精神療法やケアの対話スキルの訓練などを行っている。著書に『ケアする人の対話スキルABCD』（日本看護協会出版会）、『精神療法の基本』堀越勝・野村俊明（医学書院）などがある。

◆好◆評◆既◆刊◆

こころが晴れるノート
うつと不安の認知療法自習帳

大野 裕

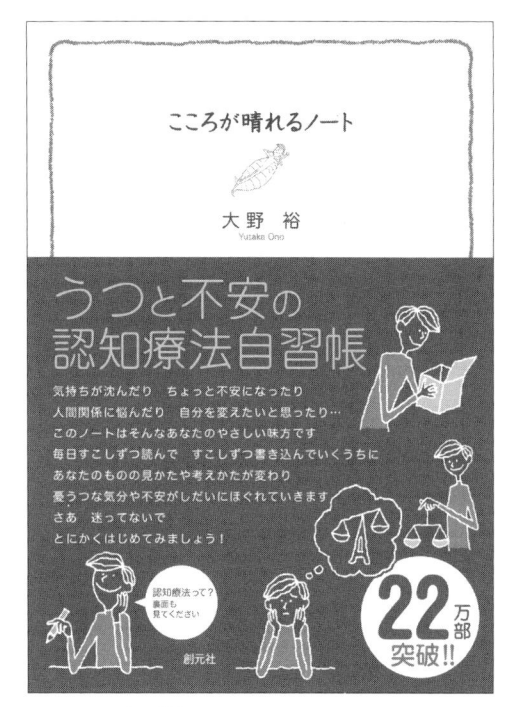

A5判・並製・128頁　1,200円(税抜)
ISBN 978-4-422-11283-1 C0011

うつ、不安、パニック障害、恐怖症、怒り、
人間関係、トラウマ、摂食障害、物質乱用、パーソナリティ障害など、
さまざまなストレス障害に有効であることが実証されている
認知療法を用いて、
一般の読者が、読みながら書き込みながら、
自分自身の問題を克服していけるように工夫されたやさしいノート。

こころを癒すノート
トラウマの認知処理療法自習帳

2012年3月20日　第1版第1刷発行
2025年5月20日　第1版第9刷発行

著　者……伊藤正哉・樫村正美・堀越　勝
発行者……矢部敬一
発行所……株式会社　創元社
　　　　　https://www.sogensha.co.jp/
　　　　　〒541-0047 大阪市中央区淡路町4-3-6
　　　　　Tel.06-6231-9010　Fax.06-6233-3111
イラスト……野津あき
装　丁……濱崎実幸
印刷所……株式会社　太洋社

Ⓒ 2012, Printed in Japan　ISBN 978-4-422-11525-2

〔検印廃止〕
本書の全部または一部を無断で複写・複製することを禁じます。
落丁・乱丁のときはお取り替えいたします。

JCOPY 〈出版者著作権管理機構 委託出版物〉
本書の無断複製は著作権法上での例外を除き禁じられています。
複製される場合は、そのつど事前に、出版者著作権管理機構
（電話 03-5244-5088, FAX 03-5244-5089, e-mail: info@jcopy.or.jp）
の許諾を得てください。